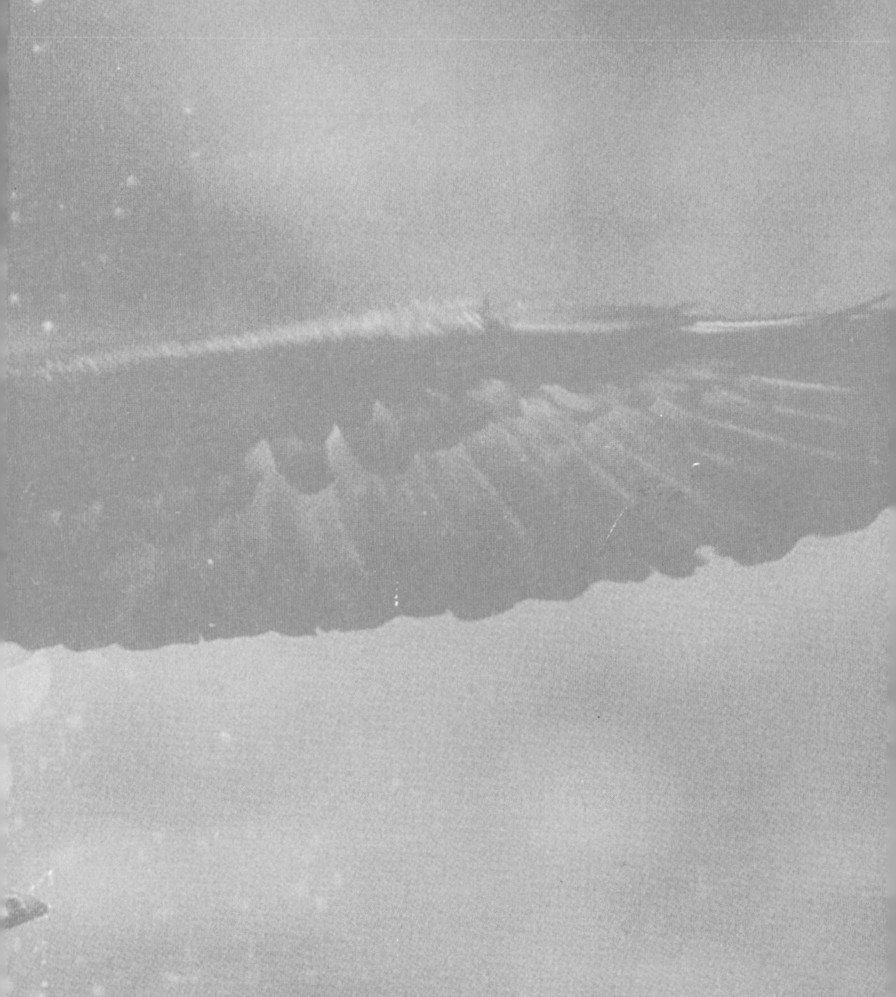

大展好書 好書大展

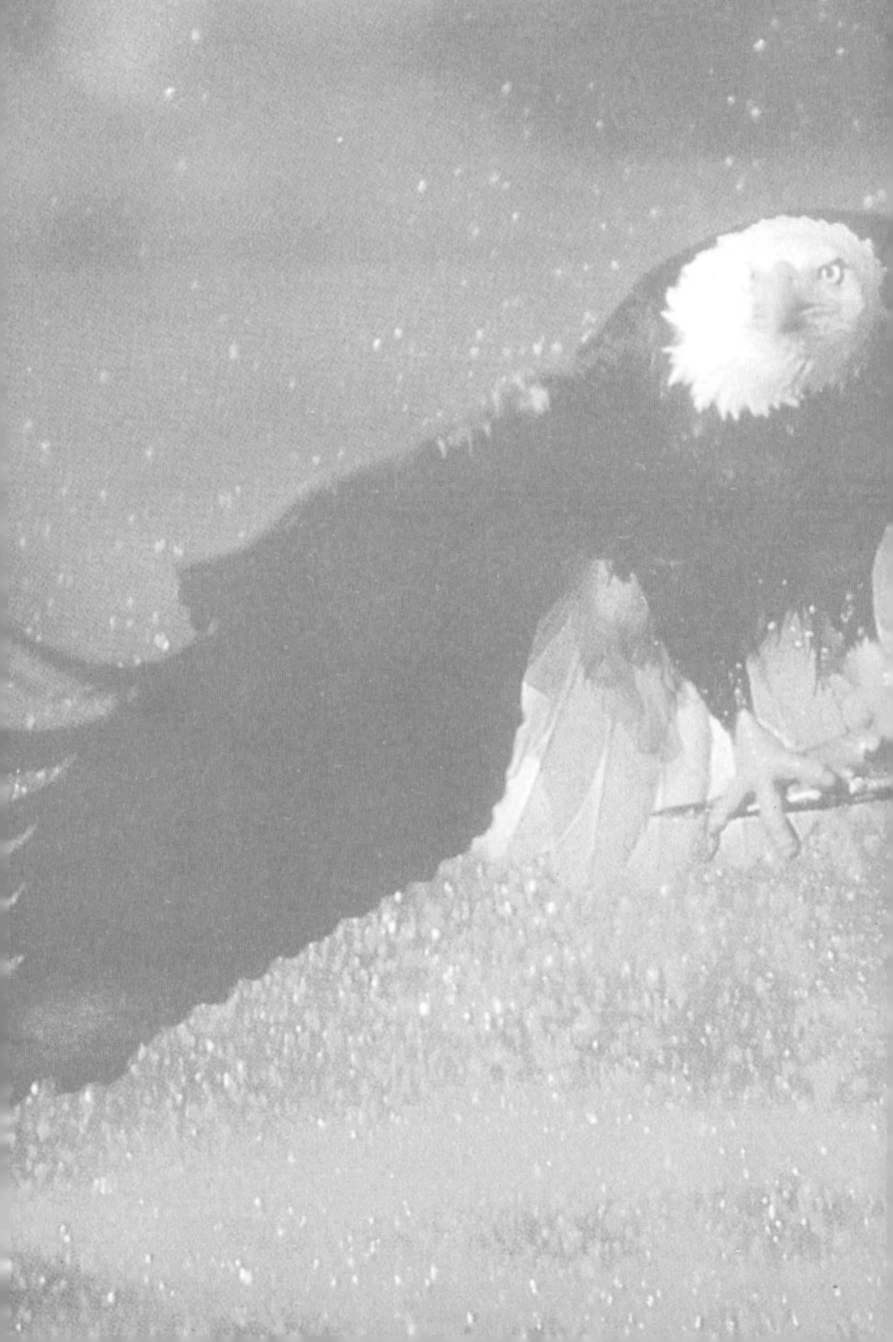

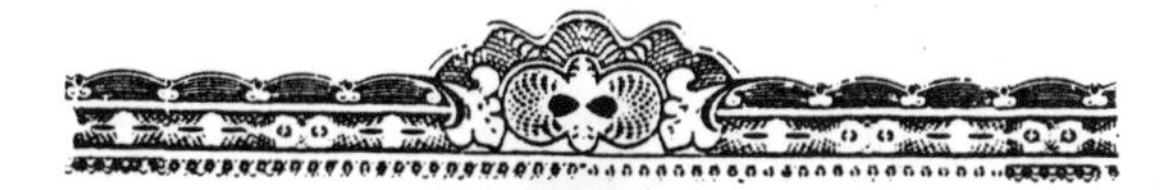

居家自我健康檢查

石川恭三／著
沈永嘉／譯

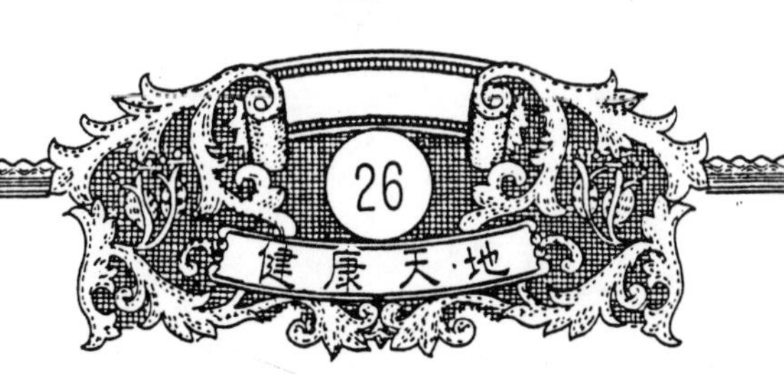

序　言

——維護家人健康之「居家自我健康檢查」諫言

隱藏在健康熱潮背面的乃對健康的不關心

根據統計調查，現代白領階級最關心的主題之一就是「健康」。的確，除了以白領階級為首，普遍至廣大讀者層為對象的健康雜誌，每個月發行好幾種之外，一般的雜誌、新聞等，也充斥著健康情報，拋開醫院不談，各種民間療法，以及陸續出現的健身俱樂部等，幾乎都人滿為患，盛況空前。

由此看來，現代人對於健康，確實抱持著高度的關心，不過，我始終覺得，這股「健康熱潮」其實大有問題。

乍看之下，這些人真的很關心自己的健康，其實，我認為他們根本忘了最重要的是什麼。我想說的是，在我們仰賴健康法、

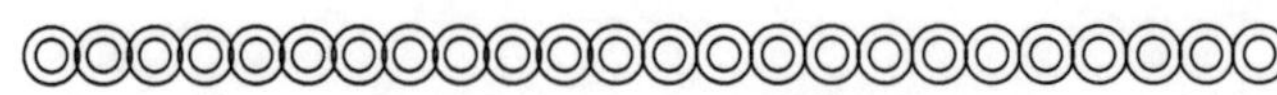

醫師、療法之前，應該先正確了解自己的身體。即使是要努力實行健康法，或是願意看醫生，但如果根本不明白自己的身體狀況，又怎麼知道那種健康法或何位醫師是可靠的呢？

站在我的立場來看，雖然每個人的身體只有一個，但泰半的現代人，自己都不了解自己的身體。例如，我常在演講會上或電視健康節目中，聽到聽衆或觀衆問道：「眼瞼內側究竟應該像鮭魚還是像鮪魚呀？」

像扮鬼臉似的將下眼瞼翻開來看看，如果是像鮭魚那樣的粉紅色即代表健康，若是像上等生魚片般的鮪魚白色，必定是因某種理由而貧血，換言之，身體某處引起出血的可能性極高。

在電視節目中談過這個話題之後，不久，我接到一封家庭主婦寫來的信。她說在看過節目後，覺得丈夫怪怪的，就翻看他的眼瞼，正是鮪魚白色，因此，儘管丈夫一直抗議「沒什麼」，她仍說服他去作精密檢查，竟然發現丈夫已罹患直腸癌。

幸虧早期發現，只需動個手術即可治癒。萬一這位太太沒有發現，結果又會變成如何呢？說不定等到丈夫發現自覺症狀時，卻為時晚矣！

不了解自己的身體就無法維護健康

像這類不了解自己身體的人，在所採取的行動及態度上，大致可分為兩類。一是根本不關心自己身體的健康，往往會忽略身體所發出的注意信號、警告信號。當身體某個部位發生變化或異常時，必然會發生某種信號，例如，直腸癌的病例，雖然不會立刻出現疼痛的自覺症狀，卻仍然有貧血等的警告信號。

不過，同樣是對健康不關心的人，有的不是沒有注意信號，而是對自己太過自信，認為自己「經常鍛鍊身體，健康沒有問題」，所以，忽略這些並不容易被發現的信號。若能趁早發現，及時設法，當然沒有問題，可惜有太多情況，都是因為太晚採取行動

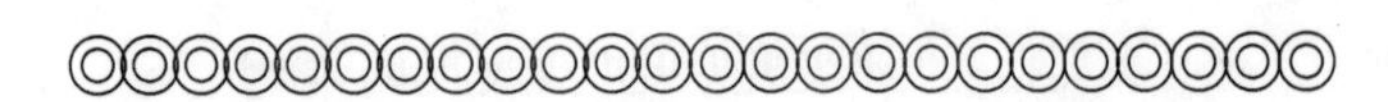

而後悔莫及。

不了解自己身體的另一種人，可稱之為健康精神官能症。這種對健康的不關心態度，與忽略身體信號的人正好相反，是對任何小狀況都小題大作，深怕自己罹患某些疾病而分秒不安的人。

人的身體狀況，本來就不是一直維持安定狀態，而是不斷地變化。如冷、熱等環境變化、飲食、睡眠、疲勞等肉體條件、壓力等精神條件、成長、老化等年齡引起的多種變化，身體都會因應而產生變化。

分辨不出正常的體調變化，以及忽略身體所發出的注意信號，卻為了一定的變化煩惱，都是因為不了解自己的身體所造成的。有句話說「病由心生」，就是說不了解疾病，反而因自己的無知為自己帶來疾病。

「居家自我健康檢查」可在家庭發揮早期發現疾病功效

無論是對健康不關心，或太在意疾病，都是由於不了解自己的身體而造成不健康，這正是我平日接觸衆多患者而得到的深刻感觸與體認。反過來說，了解自己的身體，正是維護健康的第一步。

那麼，如何才能了解自己的身體呢？長時間在海上航行的船，為了保持以後更安全的續航力，每隔一段固定時間，就要進廠（船塢）徹底檢查、維修船身。人也是一樣，走了十年、二十年、三十年的長久人生航程後，為使以後的歲月能更堅強地走下去，就應進醫院住幾天，徹底為身體進行檢查、治療。而這種檢查、診療的系統，就稱為「人體船塢」。

如果要嚴格實行「人體船塢」的做法，就必須住院，這當然花錢又費時，這麼說來，一年一次恐怕很困難，一般若能數年一次就算好的了！可是這麼一來，要了解時刻會產生變化的自己的身體，未免不夠盡心。

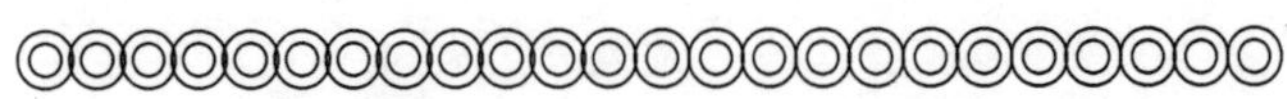

其實，針對自己的健康管理，尤其是早期發現疾病或身體不適，這一點比想像中更重要。總而言之，經常、最好是每天觀察自己，檢查自己的眼睛、手與頭，如此才能早期發現自己的體調變化，以及身體所發出的注意信號、警告信號。也就是說，不用大規模到醫院的「人體船塢」，在家庭也能輕鬆進行「人體船塢」系統，這正是早期發現、早期治療疾病的第一步。

過去我曾寫過一本名為『一分鐘健康診斷』的書，如今為配合讀者要求，加以改訂，即是在家庭、工作場所都可做到的「人體船塢」之諫言。既然是「人體船塢」，當然有檢查項目，而我將項目分為如下三項，本書也依序分為三章說明。

(1)每早一次檢查「眼、舌、手」三處。

(2)大便、小便，是健康警報器。

(3)即使有自信，也應注意身體的變化。

檢查眼、舌、手，大便、小便，可察知何樣的危險信號，以

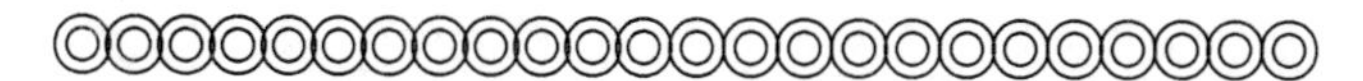

及如何注意身體的變化，後文將作詳細說明。不過，這三項檢查項目，都不用一分鐘就可完成的，即使忙得抽不出時間到醫院去的人，在一天二十四小時內，要撥出一分鐘來，應該不是問題吧！而且，這一分鐘正是維護你和家人健康，無可替代的時間。

但願你能馬上進入自己所設的「人體船塢」中，更了解自己的身體。累積每天「居家自我健康檢查」的經驗，在診斷自己的身體上，你將不輸給任何名醫。

石川　恭三

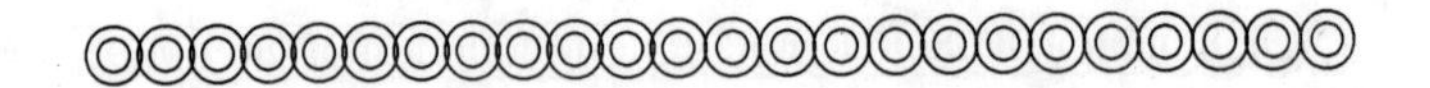

目錄

第二章　大便、小便　是健康警報器

第三章　即使有自信　也應注意身體的變化

第一章

每早一次

檢查「眼、舌、手」三處

眼睛的檢查

由眼睛可直接確認血管的狀態

每當患者進入診察室時，我都會先看患者的臉。因為從臉色、皮膚的狀態、表情等，大略可以判斷一個人是否健康。

其中，透露最多訊息的就是眼睛。健康的人雙目炯炯有神、充滿活力，但罹患如憂鬱病等心病，或甲狀腺異常的人，眼裡就毫無生氣。

一般而言，這種判斷是在無意識中進行，在此介紹檢查眼睛的方法，可以更進一步詳細看出健康程度。

眼睛是觀察身體好壞極爲方便的部位。若是手邊有鏡子，只要像「扮個鬼臉」般，用手指輕輕壓下下眼瞼看其內側，此處應該全部為紅色，還可以看見微血管。

眼睛的檢查重點

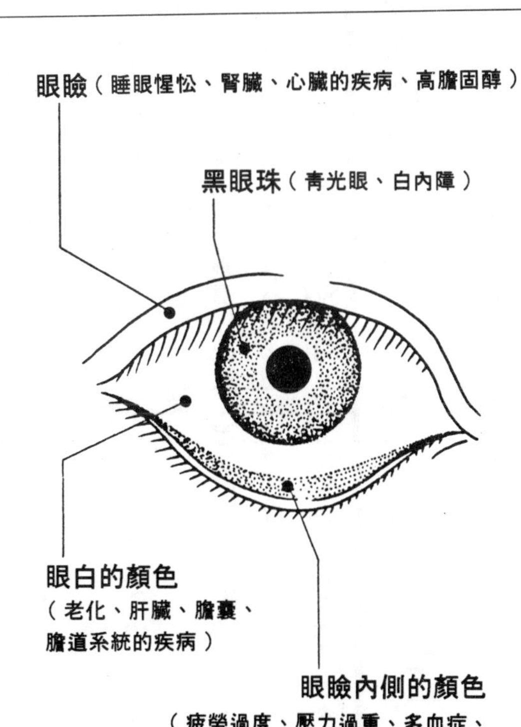

①以手指拉下眼瞼，看看內側（結膜）的顏色。是否太紅或帶白色。
②看看眼白的顏色，有無混濁、帶紅或發黃。
③看看黑眼珠。
④其他有無眼睛痛等的異常，順便檢查顏色等。

因為眼瞼內側直接與身體外側的血管連接，又是可以看得見的部位，所以可以告訴我們很多事例。如果在消化系統、循環系統等發生變化，其中有諸多狀況，會造成血液狀態的變化。

此外就是眼白的部分。顧名思義，眼白是身體各部位中，自外表上看來最白的部分，因為色素少，所以很容易發現黃疸等的異常。

到了醫院，醫師也會作眼睛的檢查，若是專科，就檢查得更詳細，不過，在此所說的，只是一般人為檢查自己的健康狀態，應該知道的幾項常識而已。

而這些都是可以簡單檢查的事項，所以，務必請你每天進行。

眼瞼內側發紅

【壓力引起多血症】

醫師們常說：「臉就是病歷表。」只要觀察臉上的各個部位，就可發現人體上大大小小的好壞變化。尤其是眼睛，更會提供許多判斷身體是否健康的訊號，所以是健康檢查不可或缺的重點。

①注意結膜，可直接看出血液濃度。

②因眼白顏色最淺，容易看出混濁等的變化。

③眼睛最容易表現疾病的初期症狀。

針對以上三點進行各項目的檢查，應可發揮極大的效用。首先說明變化頻率最高的結膜。

要觀察結膜很簡單。在鏡子前，用手指輕壓下眼瞼，如「扮個鬼臉」般即可。要利用這種方式，每天檢查結膜顏色的變化。如果身體好的時候，結膜應是接近鮭魚的粉紅色，萬一如潰爛般發紅，同時又癢又痛，眼屎也變得很多，就應先考慮是否患有結膜炎。

結膜炎中最常見的是細菌性結膜炎，此外，還有濾過性病毒結膜炎，伴隨激烈眼痛及結膜下出血的急性出血性結膜炎，以及因對花粉、化妝品等過敏而引起的過敏性結膜炎等。

像這類的結膜炎，當然需要去找眼科醫師診治，不過，若是沒有結膜炎的症狀，卻在「扮鬼臉」時發現結膜呈現不尋常的紅色，就有可能是「多血症」。

多血症大多發生於年過四十的男性身上，其原因被認為是生理、心理上的壓力所致。其症狀有：結膜如天鵝絨般一片血紅、頻頻發生頭痛、暈眩等現象。多血症的人血液太濃，很容易凝固於血管中，甚至成為腦中風、心肌梗塞等的導火線，應趁早找醫師商談。這時，更重要的就是要消除壓力，工作量過多的人，應考慮換個輕鬆的工作。

眼瞼內側白膩如鮪魚

【貧血】

前項所述是「結膜變得如潰爛般的血紅色，需考慮是否罹患結膜炎或多血症」，但相反地，如果結膜變成如上等鮪魚生魚片的白色，又應注意什麼呢？

結膜若呈白色，認定是血液不足，也就是貧血，絕對錯不了！有關結膜與貧血的因果關係，只要檢查女性生理就很清楚了。如果身體沒有任何異常，結膜是鮭魚粉紅色，但生理期後因受到出血的影響，即使是健康的女性，也會變得接近鮪魚白色。當然，這樣的變化可說是女性與生俱來的，不必特別擔心。

除此之外，罹患痔瘡的人，雖然出血量少，但次數頻繁，難免有些貧血，結膜自然也會變白，因此，根本辦法就是根絕痔瘡，但既非生理，也非痔瘡，結膜卻變白時，必須先探求貧血的原因，我建議此時的檢查方法，就是觀察糞便。

貧血是由於血液中紅血球數量減少所引起的，該考慮的原因包括胃或腸等的消化管道異常出血，如果真是這樣，不只結膜，連便色也會表示出來。

如果是排黑便或血便的狀態，一定要接受醫師的診療，因為那很可能是急性胃炎或胃潰瘍。

另外，胃或腸受到癌的侵襲時，糞便也會產生同樣的變化，不過，比起慢性胃炎或胃潰瘍，罹患機率要低得多了！

水晶體白而混濁

【白內障】

在黑眼珠正中心有個叫水晶體的部位，檢查時要用鏡子仔細觀察。若是水晶體變白而混濁，那麼，罹患白內障的可能性極高。

另一方面可與白內障相提並論，且失明率頗高，就是令人害怕的青光眼。

顧名思義，青光眼就是在黑眼珠的部分看來如青色般，這是因為眼中的毛狀體，會分泌出一種稱為房水的透明液體，用以供給角膜及水晶體的營養。

房水會通過水晶體與虹彩之間流向角膜內側，直到角膜根部附近，稱為前房隅角的部位才被靜脈吸收。

所謂青光眼，原因是靜脈吸收房水的情況不順，造成眼壓升高。不過，在眼壓高度升高之前，仍有可能自行檢查青光眼的。

首先是看電燈，因為第一個信號的表態，就是覺得好像有燈罩似的，萬一出現這種現象，輕按自己的雙眼，如果感覺似有凝塊般硬硬的，就證明眼壓已過高，應盡早前往眼科診察。

眼瞼如針扎般痙攣【近視】

在我年幼時，若有人發生眼睛肌肉或眼瞼如針扎般痙攣的現象，那一定是看書太多或用功過度，但現在這樣的孩子已減少許多，就算有相同的症狀，必定是電視看得太多，或太熱中於打電玩了！

像這樣眼部肌肉或眼瞼抽搐，都是用眼過度造成的，若是置之不理，很快就會轉為近視

發現疾病的檢查重點

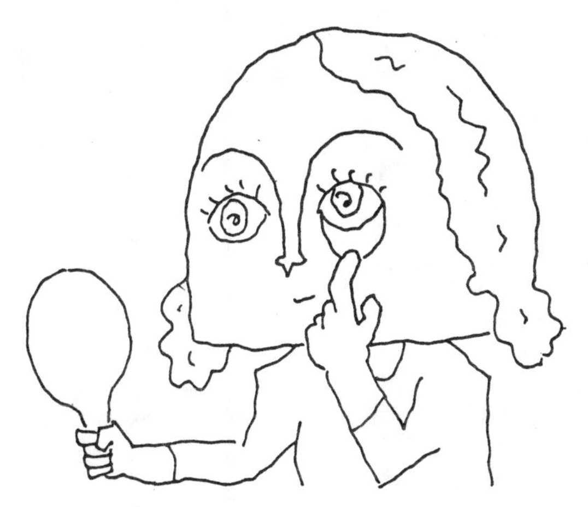

結膜如鮪魚生魚片般泛白就是貧血

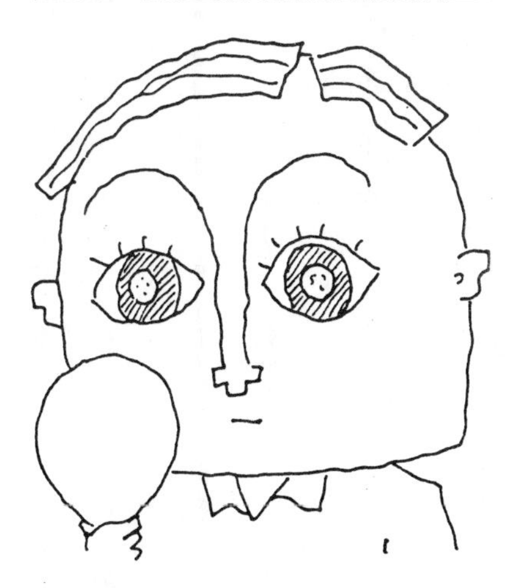

水晶體白而混濁可能是白內障

，做父母的應適時阻止情況惡化下去。此外，有關眼部的痙攣，最要注意的就是出現「眼瞼有如波浪般的陣陣顫動」的症狀。遇到這種狀況，首先考慮的是甲狀腺機能亢進症，亦即巴塞多病。一般而言，健康的人輕輕閉上眼睛，眼瞼是不會有什麼顫動現象的。

但在罹患巴塞多病的情況下，興奮狀態會造成荷爾蒙分泌過多，所以當事人會無意識地顫動眼瞼。

眼瞼浮腫

【腎炎、心臟病】

「我每天早上都實行醫師教我的健康檢查法，但每次照鏡子時，都覺得眼瞼浮腫，所以非常擔心，不知道是什麼病的前兆。」

這是前些日子我收到一位過去的患者所寫來的信。的確，在鏡前觀察眼睛的狀態是很好的做法，不過，光在早上看到眼瞼浮腫，恐怕不是很明確。因為早上起床時，眼瞼浮腫是自然現象，我們常說剛睡醒的臉是「愛睏面」，這是由於整個晚上都是躺著的，血液積存在臉部所呈現出來的狀態，事實上每個人早上起來都是這樣的。

不過，若到公司上班時，還是維持惺松睡眼，眼瞼浮腫仍未消失，就需要稍加注意了！遇到這種狀況，首先會想到與眼瞼浮腫有因果關係的就是腎炎。罹患腎炎的人血管壁小，血管中的水分容易由內向外滲透。

其實，本來如眼瞼般脂肪組織及肌肉均少而薄的部位，就會積存水分，更何況罹患腎炎，難怪眼瞼浮腫、睡眼惺松了！另外，當心臟功能失常時，也可能會出現這種情況，不過，其徵兆一般也會出現在腳部，所以不只要檢查眼瞼，也得要檢查足部。（參照一四五頁）

如果腎臟或心臟失調，兩邊的眼瞼都會浮腫，但若是流行性結膜炎，則只有一邊會浮腫，除了變紅之外，同時還伴隨痛癢感，應該很容易區別。

眼白呈鮮黃色

【黃疸】

檢查結膜的顏色之後，接下來的檢查重點就是眼白的顏色。我們常形容「眼睛會說話」，這在於針對身體狀況而言是頗確實的。事實上，我們當醫師的，經常會碰到看了眼睛就發現內科疾病的例子，尤其眼白部分是身體中顏色最白之處，特別容易看出顏色的變化，所以能簡單判別體調。

也許有人會因為我這種說法而開始擔心：「最近，眼白部分的黃色越來越濃了！」若是小孩就另當別論，以成人而言，眼白部分的黃濁是自然現象，而且這種黃濁，會隨著年紀的增長日趨嚴重。這是由於脂肪沈澱所引起的，就身體而言並不算異常，可單純地視為老化現象。

有關眼白的變化需要注意的一點，是呈現非黃濁的鮮黃色。如果眼白的顏色變為鮮黃色，應懷疑是否黃疸。

黃疸是由於血液中的膽紅素增加而出現的。膽紅素在肝臟中製造，混入膽汁，貯存在膽囊中。當便色帶黃，就是因為染了膽紅素的顏色，不過，只吃牛奶的嬰兒和大人不同，由於依靠膽紅素的作用，便色呈現鮮黃是正常的。

血液中的膽紅素增加，身體上最先看出變化的就是眼白部分。此外，早上起床時，眼白也會因充血變成紅色，有人會吃驚地以為生了什麼重病，但，事實上毫無原因的情況下，有時也會產生這種現象。如果太過擔心，可以找醫師診察。

眼瞼有黃色斑點

【動脈硬化】

「你的家人或親戚中，有沒有人的眼瞼如塗上『黃色眼影』似的？」

每當我遇到血液中膽固醇值過高的患者，一定會問這個問題。膽固醇過高的人，眼瞼上常會長出「黃色腫」的黃色斑點，我稱之為「黃色眼影」。高膽固醇血症的遺傳性極強，所以不只患者本身，其家人中可看到黃色腫的病例也相當多，因此，我才會提出這樣的問題。

黃色腫的出現，最易發現的部位就是眼瞼，但其他部位如阿基里斯腱、膝蓋等也會發生。不過，這類有黃色腫的人中，許多人自小膽固醇就已過高。衆所周知，膽固醇過高，往往是造成動脈硬化的原因，如果自己有黃色腫，應多注意家人的眼瞼。

眉毛脫落

【甲狀腺機能障礙】

近來，有不少的年輕女性喜歡把眉毛剃光，重新按自己的意思描繪，就我看來，這些女性無疑是自己放棄難得的健康檢查素材。

甲狀腺機能降低症，和甲狀腺機能亢進症（巴塞多病）完全相反，這種病的特徵很多，其中之一就是兩邊眉毛外側三分之一會突然脫落。

為什麼是三分之一呢？目前原因仍未解明，不過，眉毛脫落的原因卻已查明了。

本來甲狀腺荷爾蒙是人類活力的泉源，因此，當荷爾蒙分泌機能降低，成為活力象徵之一的體毛，就會變得稀薄，不過不知為了什麼原因，只有鬍鬚不會減少。此外，還有全身動作遲鈍，一直感覺懶散乏力，對工作的意欲大大減退等症狀。有關甲狀腺的機能障礙，有特效藥可治療，應找醫師商談。

書面上的文字突然看不清楚

【中心性網膜炎】

「年輕時候就算工作過度，只要睡一覺就沒問題了，但最近就算睡醒後，第二天還是疲憊不堪……」

男人一過四十歲，身體總是不聽指揮，所以類似這樣的牢騷，偶爾難免會脫口而出。只是這個年紀的人，大多是公司中擔任需要負責任的職位。

因此，工作忙碌，必須全力以赴的情況是可想而知的，於是在精神、肉體雙方面都很容易累積壓力與疲勞，在這樣的狀況下，眼睛也會出現不適的訊號，其中之一就是突然不清楚書面上的文字。

這是中心性網膜炎特有的症狀，因眼睛中對光最敏感的黃斑部失調所引起，多發生於工作力旺盛的男性身上。所以，如果為了看清東西而嘗試聚集目光焦點時，卻發現只有那一點看不清楚時，應該考慮是否積存了太多的壓力或疲勞。

雖然中心性網膜炎不致造成失明，但要完全治癒，也需三個月至六個月，因此，站在某程度長期展望的立場，必須重新調整工作。

看不清物體的症狀，可能還有視野狹窄的原因。顯而易見，所謂視野狹窄，就是視界狹窄化，可以利用簡單的方法測定。

閉上單眼，如果看不見自己的鼻子，或許就是這種病症。在視野狹窄的背後，還可能隱藏有如青光眼、腦腫瘍引起的視神經痲痺等原因，絕不可掉以輕心。

一提到看不清楚，或許症狀有異，但有人感覺的是光線刺眼，有人則感覺眼前有黑色蚊蟲飛來飛去。首先說明感覺光線刺眼的病例，此時應考慮是否最近使用藥物所造成的影響。在胃腸藥、不整脈等的藥物中，有些會使瞳孔張開的作用，若是停止用藥後症狀仍未消失，就應至眼科接受檢查。

第二種病例，有可能是飛蚊症。飛蚊症的特徵是，只要看見白色的東西，都感覺有黑色的蚊蟲在眼前飛來飛去。有時健康的人也會發生這種問題，但最糟的是，有網膜剝離前兆的可能性，絕對不可不予理會，應馬上找眼科醫師商談。

熱淚盈眶的眼睛

【結膜炎】

有人形容女性的媚眼為「盈淚般的眼眸」。的確，看到淚珠就快掉落的年輕女性的雙眼，男人都會覺得心動。不過，身為醫生的我，因工作的關係，看到這樣的女性在自己眼前，絕對不會心裡蕩漾，首先想到的，一定是她的健康問題。

不管男女，這種濕潤的眼睛，指的就是眼睛裡充滿了淚水的狀態。大家應該都知道，眼球的表面，是被淚水薄薄地籠罩著，這是為了保護眼睛，當然不至於到熱淚盈眶的地步。如

發現疾病的檢查重點

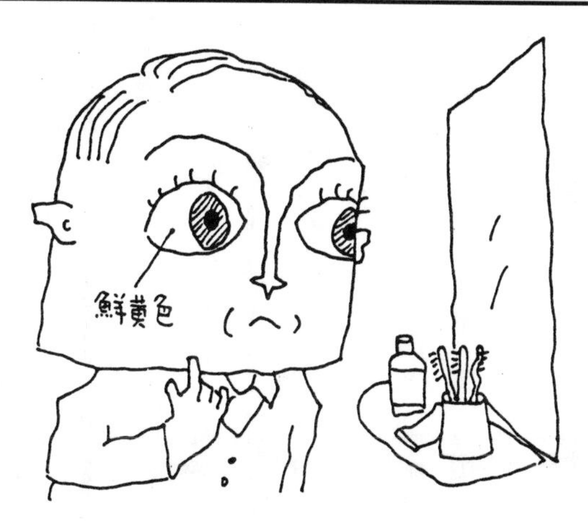

眼白部分變成鮮黃色有可能是黃疸

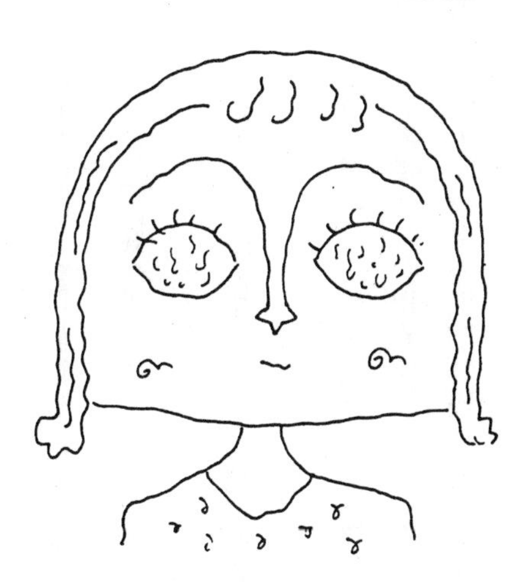

如「熱淚盈眶」般充滿淚水的眼睛可能是結膜炎

果經常分泌淚水，可能是淚腺受到某種強烈的刺激，若分泌更多，則有可能是結膜炎。不管是什麼，在正常狀態下，眼睛是不會熱淚盈眶的，所以，若是眼中老是積存過多的淚水，就應前往眼科或耳鼻喉科，仔細查明原因。

眉間疼痛

【眼睛疲勞】

最近，有很多職業婦女來找我，告訴我諸如「沒有食慾」、「噁心想吐」、「心煩氣躁」等的症狀。乍看之下有許多病例是由眼睛引起的。

像這類的女性上班族，多半在公司內負責電腦或文字處理機的工作，因此「眉間疼痛」的症狀佔了很大的比例，這很明顯，就是眼睛疲勞。由眼睛疲勞所引起的症狀，不只出現在眼睛，也會出現在全身任何部位，萬一是因工作用眼過度，因而造成眉間疼痛或眼睛疲勞時，有需要向公司申請調換職務。

此外，同樣是眼睛痛，也有眼球好像被什麼東西刺般的直接原因。例如，在電車上因車速捲起軌道上的鐵粉飛入眼中，假使用水洗還不能止痛時，就要找專科醫師接受治療了。

舌的檢查

舌頭是反應體調的鏡子

『居家自我健康檢查』的第二個檢查部位是舌頭，你了解自己舌頭的情況嗎？

大概多數的人都會回答，從來沒仔細看過自己的舌頭，所以完全不了解吧？雖然有人會擔心自己的臉色好不好，但是，舌頭肯定是被完全忽視了。

有時因感冒到醫院去，醫生都會要求「把舌頭伸出來」檢查一下，想必這樣的經驗，應該每個人都有的吧？因為舌頭可為了解一個人的健康狀態，帶來許多的情報。

看舌頭可以了解很多事，尤其，對於掌握胃、腸等消化系統的狀態極有幫助。因為舌頭是接連自食道、胃至直腸為止的消化系統的最先端部分。若是消化系統的任何部位有失調的情況，就會因為其中的各器官都有連繫而影響到其他器官的失常。

舌的檢查重點

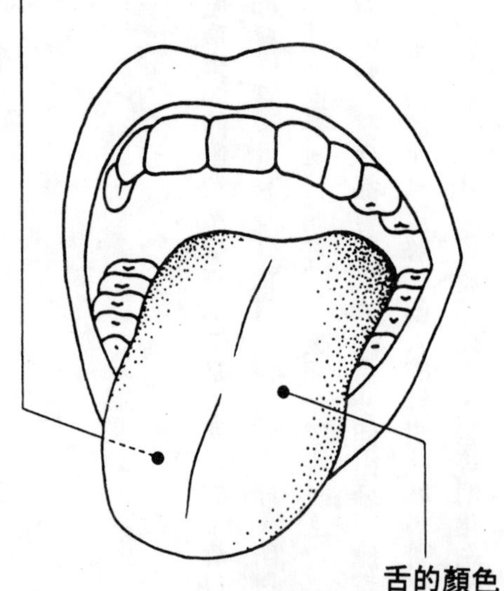

①對著鏡子伸出舌頭，看看是否為漂亮的粉紅色。
②看看舌頭表面的狀態，有沒有長舌苔。
③看看舌頭背面的靜脈狀態。
④看看舌頭能否伸直、並檢查舌頭的其他異常。
　順便看看牙齦的顏色等。

尤其是胃、腸的失調，其影響必定出現在舌頭上，所以只要查看舌頭，連眼睛無法直接確認的內臟狀態，都可掌握至某一程度。

看看舌頭的背面，在薄膜下有透明的血管，那就是靜脈，這是最容易檢查出血管循環系統狀態的部位。

我每天刷牙時，都會在鏡子前看舌頭，總感覺到，身體上沒有任何部位比舌頭更變化多端，每天都在變也不為過。

也就是說，舌頭可以敏感地告訴我們體調微妙的變化，所以，為了維護自己的健康，我認為應該多注意舌頭。請各位利用刷牙或化妝時，務必檢查舌頭。

舌上有褐色的苔狀物

【胃炎】

對我們醫師來說，舌頭是很有趣的器官之一。如前項所述，舌頭是消化管道的最先端，可以反映胃、腸的失調。此外，心臟系統的失調，有時也會在舌上出現信號，就這個角度而言，舌頭當然也是健康檢查上下不可疏忽的器官。

在健康檢查時，首先要注意的是舌色的變化。健康的人舌頭是漂亮的粉紅色，也就是稍帶白色的粉紅色，但當消化系統失調時，顏色就會產生變化。

例如，早上刷牙時，對著鏡子看舌頭，若是佈滿褐色的苔狀物，即為胃部失調的信號，最大的可能是胃炎。不過，同樣是胃炎，由於程度上的不同，舌苔的顏色也有濃淡之分。

假如是淡竭色，就不必太擔心，那是因為工作太忙、抽煙太多、應酬多而飲酒過度，或為考試用功等熬夜造成的，應該只是暫時性的胃炎，只要能稍作控制，數天後便會消失。

又如便秘或感冒發燒時，淡褐色的舌苔會變多，不過，同樣是這種症狀，除了淡褐色之外，有時也附有白色、黃色的舌苔，也不必太擔心。

發現舌苔的顏色變成暗褐色時，就應掛慮胃炎是否惡化。如此一來，不可能在數天中消失。

在這種狀態下，除了自我節制之外，為使症狀的惡化停止，應儘早到醫院接受檢查。

每天照鏡子，可看出舌頭的變化，這麼簡單的做法，應該養成習慣。

舌上有白地圖狀的舌苔

【消化不良，可能轉化為舌癌】

「哎呀！你的舌上畫了地圖！」

有時我看到患者的舌頭狀態，會開玩笑地這麼說。患者會表現出莫名其妙的樣子，這正是我的目的。因為這可引起患者的興趣，才容易理解我的說明，繼而成爲患者依自己的舌頭，作健康檢查的契機。

當然，一開始所說的地圖，並不是單純的玩笑，有時舌頭真的會呈現出這種狀態。例如，在淡粉紅色的舌頭表面，摻雜著如頑癬般的白色點狀物。

我將之稱為「地圖狀舌」。地圖狀舌會在不伴隨疼痛的狀態下擴大，所以有不少人等到發現時，往往都大吃一驚。

然而，這並不是會引來嚴重疾病的信號，所以也不必太擔心。

地圖狀舌可能涉及的身體失調，頂多只是消化不良而已，因此，若是發現地圖狀舌，首先應該反省自己是否過著不規律的生活，使身體不堪忍受，只要恢復體調，舌頭的狀態將以驚人的速度復原。

地圖狀舌所呈現出的白色是「小點」，但如果變成更大的「斑點」，就要注意了！這些斑點和地圖狀舌相同，會在無痛的情況下惡化，偶爾也會有轉化為舌癌的可能，所以一發現斑點，就應至皮膚科檢查。

除了白斑之外，蛀牙也是造成舌癌的原因之一。如果舌頭和蛀牙長年接觸，就會形成如繭般的凝塊，這就有轉化為舌癌的可能。

因此，若蛀牙會碰觸到舌頭，應馬上接受治療。

舌上長出黑色黴菌

【抗生物質服用過多】

「包括舌頭在內，口中含有太多的細菌。」

或許當我說這句話時，大多數的人會表現出噁心的樣子。可是，一天三餐之後，都會留下食物殘渣，細菌會繁殖是極其當然的事。

不過，口中的細菌大多是好的，壞細菌的勢力較弱。在好細菌的協助下，可以阻止壞細

發現疾病的檢查重點

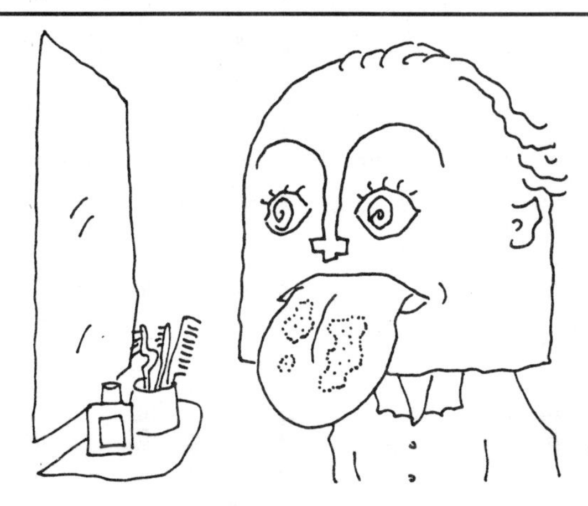

舌上有白地圖狀的舌苔為消化不良。

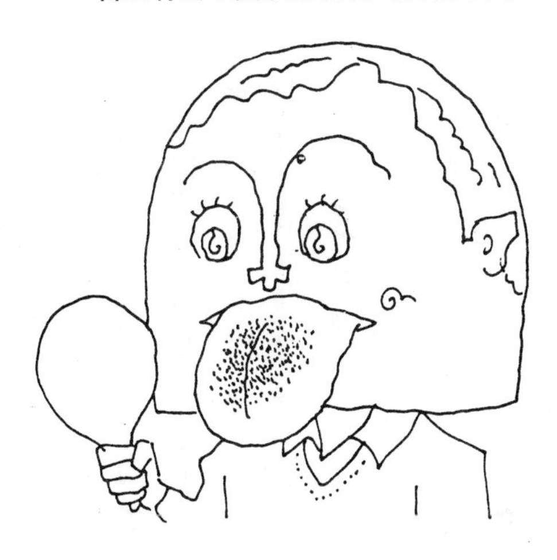

舌上長了黑色黴菌，是抗生物質服用過多。

菌的發育。

但若為了感冒治不好等理由持續服用抗生物質時，可能會受其影響而殺死好的細菌，這麼一來，壞細菌的勢力就會增強。

常有人說舌上長了黑色的黴菌，這稱為「黑舌」，其原因多半是服用抗生物質過多所致。如果嚴重時，黑舌會惡化到如舌上長毛一般，也就是所謂的「黑毛舌」，因此，如果在服用抗生物質中，發現舌頭變黑，應停止用藥，並找醫師診察。

舌頭又紅又亮

【惡性貧血】

在進行舌頭的健康檢查時，偶爾以上排牙齒輕輕摩擦舌頭也是很重要的做法。正常的舌頭狀態，應是有粗糙的感覺，但有時不但沒有粗糙的感覺，相反地會覺得光滑又平順。

如果真是這樣，應該照照鏡子，仔細確認一下顏色，看看舌色是否變紅。

如果顏色發紅，而且像是塗了亮光漆般閃閃發光時，顯然是體調發生變化的信號，一定要注意。

這樣的舌頭狀態所提示的身體變化，最先要考慮的就是貧血，而且很可能是惡性貧血。其他有可能的疾病是缺乏維他命B_2、慢性肝炎、胃腸障礙等。至於究竟是那一種，要靠自己的力量去判斷就太過勉強了！所以，發現前述的舌頭變化應好好接受醫師的診察。

舌背靜脈隆起

【心不全】

本書介紹健康檢查法的目的，是讓你了解自己的體調，不過，我認為這樣還不夠，應該更活用至了解全體家人的體調。雖然時代趨向小家庭制度，但現在在日本，還是有很多人和年邁的雙親同住。

要為老年人作體調管理，本書的健康檢查法即可發揮很大效力，例如舌頭就是其中之一。醫師在看舌頭時，不只是看表面，還會注意背面，因為看一個人舌頭的背面，可以了解這個人的心臟狀況。

舌頭的背面有靜脈，若是靜脈高高隆起，就有可能罹患了「心不全」。由於某種理由，心臟功能減弱，將血液送至身體各角落，或相反地接受各部位血液等的作業便難免受阻，於是，身體各處靜脈的壓力便升高，造成血管的隆起。而最容易發現這種變化的，就是舌頭背面的靜脈了！

首先，要在平常仔細觀察，習慣自己靜脈的樣子，這樣便可了解健康的靜脈是什麽樣的狀態。如果老年人訴苦「好像腫起」，或突然「氣喘」，可以要求「舌頭抬高」看看背面。如果那時靜脈和平常不同，是高高隆起的，很可能是「心不全」，應立刻送到醫院檢查。另外，「心不全」時，手腳的靜脈也會出現相同的症狀，應加以確認。

很多老年人為了不打擾其他的家人，常常身體不適也不表明，所以做子女的應積極地為父母做健康檢查。

舌頭伸不直

【輕度腦血栓】

我在診察年紀大的患者時，在看過舌頭的表裡之後，都會要求他們將舌頭伸出來。如果是健康的身體，舌頭一定可以伸得直，不過，其中必然也會有一些人無法伸直，略向某一方歪曲。這種情況多半是腦部引起的障礙，如輕微的腦血栓等。

發現疾病的檢查重點

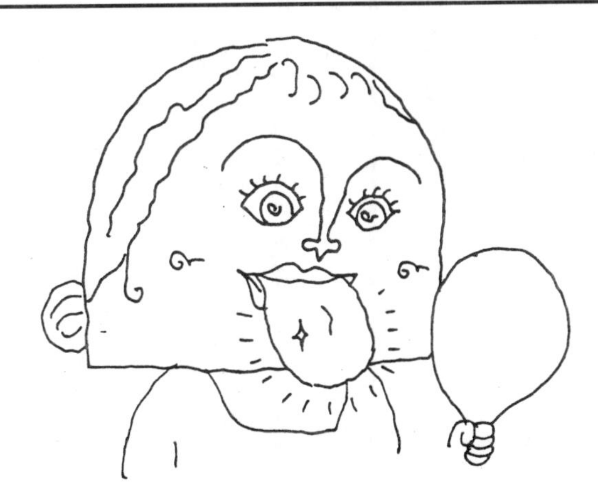

舌頭發紅且光滑發亮為惡性貧血

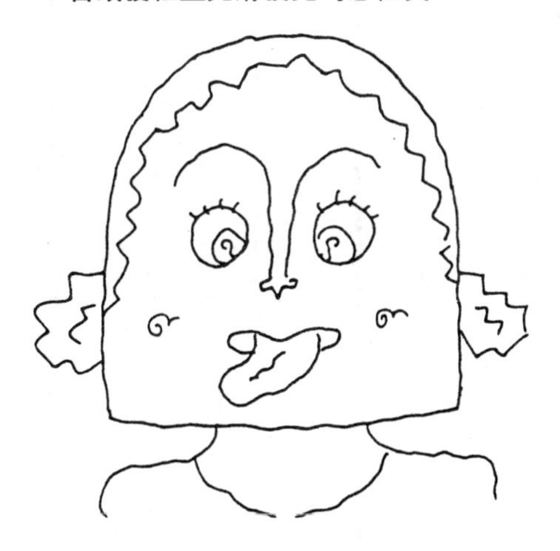

舌頭無法伸直有腦血栓的可能

像這種情況，要一併實行如下的檢查：首先看看嘴唇。唇的兩端稱為口角，觀察是否有任何一方下垂。

接下來就要注意由鼻至口角的溝。例如，只有一邊的溝伸直至極點，或者一邊的溝深而明顯，另一邊卻平而淺等的狀態。

如果除了舌頭歪曲之外，還伴隨著左右不均衡的現象發生，可說輕微腦血栓的可能性就更強了！不過，若是顏面神經痲痺時，也會出現相同的症狀，所以最好讓醫師來診斷。像這樣的症狀，並非只屬老年人專有，過了中年的人，也應常進行這種檢查，如此才能提早發現自己都未察覺的輕度腦血栓。

舌頭疼痛難熬

【缺乏維他命B群】

「醫師，我的舌頭已經痛得快要斷掉了，有沒有辦法治好？」

曾有病人哭喪著臉，向我這麼訴苦。我看看舌頭的狀態，發現這就是所謂的「陰囊舌」。有時候，我們當醫師的，會為某些病取個帶點色情或幽默的病名，如陰囊舌就是典型的例子。

此病的特徵就是有好幾條深刻的裂痕，有如男性陰囊的皺紋般。陰囊舌有時是因維他命B群不足所引起的，但大多數是先天性的。這種病症本身和其他疾病並無任何因果關係，只是因為裂痕太深，難免會留下些食物殘渣，造成了細菌的溫床。

這些細菌在使食物殘渣發酵爲氣體的過程中會引起發炎，且造成劇烈的疼痛。為了預防，最重要的就是盡力保持口舌的清潔。

手的檢查

在公車中也可以進行雙手的檢查

我專攻的是內科，尤其是心臟，但在診察患者時，我最注意的部位卻是雙手。因為手是最容易表現出心臟等循環系統異常的部位。

例如，指甲顏色呈青紫色，這叫發紺症，是因心臟或肺的疾病等，造成血液中還原血紅素增加，所引起的疾病。

還有鼓棒指甲，就是指甲呈圓形，如鼓棒的尖端般，這可認定患者有先天性心臟病或慢性肺病。

或者在檢查脈搏時，一般都是看手腕內側，不過，脈搏也會透露心臟的異常。

在『居家自我健康檢查』中，第三個檢查部位是手，以這個循環系統的狀態為首，可在

手的檢查重點

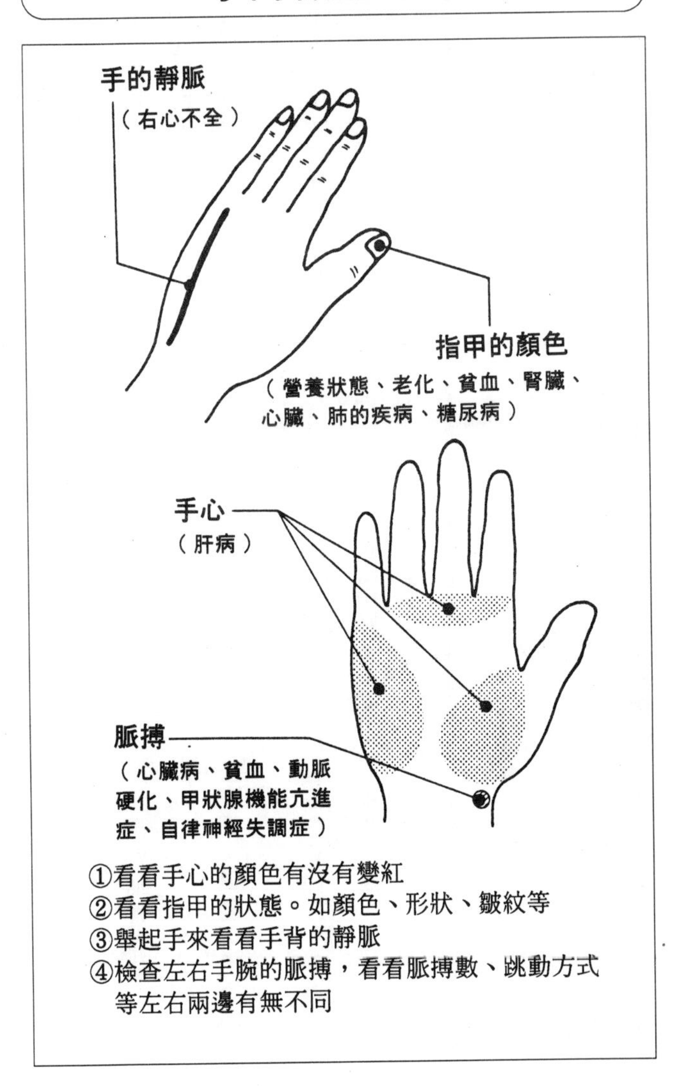

①看看手心的顏色有沒有變紅
②看看指甲的狀態。如顏色、形狀、皺紋等
③舉起手來看看手背的靜脈
④檢查左右手腕的脈搏，看看脈搏數、跳動方式等左右兩邊有無不同

手上看出發自身體的各種危險信號。

而且，手是隨時可以進行檢查的部位。

前面敍述的眼睛和舌頭，如果要自己看得見，必須利用鏡子，況且當周圍有人時，也不好意思拉下眼瞼或伸出舌頭來檢查。

但觀察手就不需要鏡子，也不必在乎別人的存在與否。像是在公車裡，只要自己高興，隨時可以檢查。

二十七歲死於肺結核的日本詩人石川啄木，曾在詩中說：「工作復工作，生活總趕不上別人，只好看看自己的手。」或許自他的手中，可看出許多信號，所以我認為，要維護健康，應「仔細看手」。

手心呈紅色

【肝硬化、慢性肝炎】

剛才提到的「工作復工作，生活總趕不上別人」，而只好仔細看自己雙手的石川啄木，會有一雙什麼顏色的手呢?這點我很有興趣一探究竟。罹患肺結核的啄木，雙手可能是蒼白的，而這也與雙手赤紅的人，形成很好的對照。

如果在紅色中稍帶粉紅色，那就是「血色良好」，也就是健康的手心，但若是紅色濃厚，尤其是拇指根部或小指根部隆起的部位變紅，這稱為手掌紅斑，多為肝硬化或慢性肝炎的症狀。

發現手心變紅，已能證明肝臟功能不佳，但不要看整個手心，而應注意拇指或小指根部隆起的部位。然而即使此處變紅，也不能就因此斷定是肝臟的疾病，還是應到醫院檢查才對。

指甲的月牙部位變小

【營養失調】

我讀小學低年級時，正值太平洋戰爭末期，我們為了逃避空襲，自東京向鄉下疏散，但在糧食不足的情況下，走到那兒都一樣。當時，我常和同年級的孩子，互相觀察指甲。

大家都知道，指甲是皮膚的一部分，只要觀察指甲生長的速度，其營養狀態即一目瞭然。也就是說營養好，指甲就長得快，所以，只要和同年級的孩子比較指甲的生長，就會知道自己是否營養失調。

到了已超過四十年的現在，已經完全不必為營養失調的問題擔心，但檢查指甲以了解體調的重要性，卻至今仍然不變。

在指甲的根部，有月牙狀的白色部分，在指甲成長良好時，月牙白就會變大，反之，成長不好時就會變小，甚至消失。所以，當月牙白變得比平常小時，表示體調多少有些不佳，此時一定要知道，不能給身體太多的負擔，直到月牙白恢復原狀為止。

指甲顏色變白

【慢性腎臟病、糖尿病】

看過一百位患者，一百張臉都各有不同，指甲亦是如此，個個特徵均因人而異。在診察的過程中觀察指甲，一定要按順序做，而我第一個注目的就是顏色。

體調良好、身體健康的人，指甲是淡粉紅色的，如果體調不佳，隱藏有某種疾病，顏色也會隨之產生各種不同的變化。

首先，當指甲顏色缺乏紅色而變得蒼白時，可能是由貧血或末梢循環發生障礙引起的。

如果不只是蒼白，還有越變越白的傾向時，就要懷疑是否罹患慢性腎臟病或糖尿病。如果是糖尿病，有時指甲會在完全無痛的情況下突然剝落。

若是心臟病或肺病時，因動脈中缺少氧氣，以致指甲顏色變為藍紫色。不過，有心臟病或肺病時，不只指甲呈現紫紺狀，連皮膚也會如此。

若是沒有任何撞傷，指甲卻變成黑褐色，或呈現凹凸不平的狀態，可以認定是指甲中寄生了白癬菌的白癬菌指甲。

前面介紹指甲顏色的變化，終究是結果的狀態，而在未演變至結果之前，顏色是慢慢發生變化的。為著健康管理，每天應儘量騰出指甲的「檢查時間」。

很多年輕女性，為了愛美而塗上指甲油，當然，我並不是說愛美有什麼不好，但基於檢查指甲顏色的重要性，指甲油總是成為妨礙。要記得，塗上指甲油將會錯過指甲所表示的信號。

指甲呈湯匙形狀

【缺鐵性貧血】

人體的體質好壞，有無疾病，都會透過指甲表現出來。有關這點，每天檢查指甲狀態的你，所獲得的情報比醫師還多。

比方說要判斷指甲形狀是否正常，因為醫師不知道平常患者的指甲狀態，所以一看到變化，難免會連想到疾病。

但患者本身知道自己平時的指甲多少有些畸形，所以毫不介意地認為：「這是天生就這樣的，不是什麼大病！」相反地，有些形狀的細微變化，連醫師都沒有發覺，但本人卻知道：「以前指甲從未這樣過。」於是以後特別注意身體，得以早期發現疾病。

有關指甲的形狀，應了解何種變化在醫學上被視為何種疾病的徵候，若在平常的健康檢查中已有這方面的知識，便可增加對體調的正確判斷。

若是指甲如冰淇淋湯匙般向上側彎曲的症狀，英語稱為「湯匙指甲」（日本的稱謂亦同），原因是缺鐵性貧血。由於湯匙狀的指甲，並非一天兩天就形成的，所以當發現指甲變成這種形狀時，一般都可認定身體已長期處於貧血狀態了。

除此之外，指甲變成圓形，如鼓棒尖端的狀態稱為「鼓棒指甲」，這多半會出現在罹患先天性心臟病或慢性肺病等人的身上。還有指甲長到一半突然自然剝落者，罹患如糖尿病等

發現疾病的檢查重點

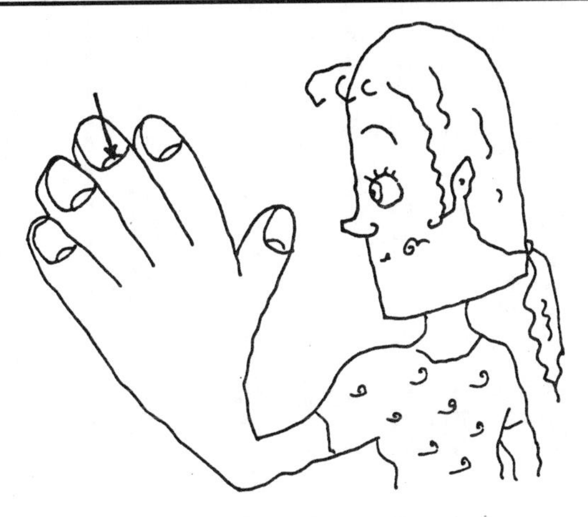

指甲上的月牙白變小是體調不佳的證據

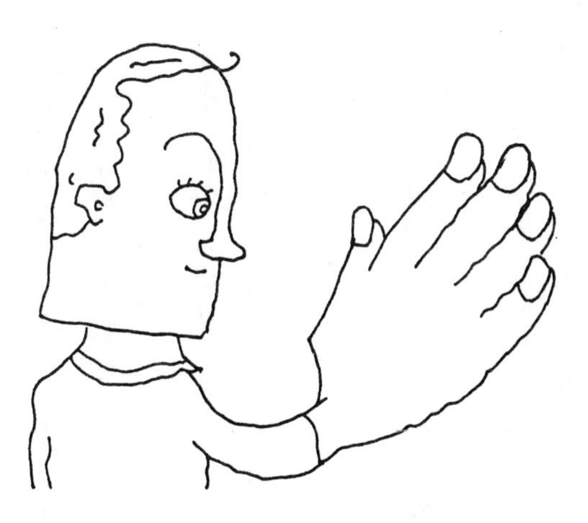

冰淇淋湯匙狀的指甲代表缺鐵性貧血

全身性疾病的可能性很大。另有一點需要記住，指甲的異常，最易出現在食指、中指及無名指三隻指頭上。

指甲上有細小裂紋

【化學洗潔劑的影響、貧血】

以前，我觀察一位年輕女性患者的指甲，發現有很多細小的裂紋，於是我問：「什麼時候開始的？」她回答我的是：「結婚後一年左右。」我大致可以料想到原因，所以只對她說：「把洗潔精改為軟性的就好了。」

有不少女性的體質較弱，難以對抗化學洗潔劑，此時會出現的症狀，就是雙手變得粗糙、乾裂，當然也有很多病例是在指甲上出現細小的裂紋。前述的患者也是其中之一，據說她換了洗潔劑後，指甲幾乎不再裂開。

當然，也有些指甲裂開的原因，是罹患疾病造成的，如惡性貧血、缺鐵性貧血等。這是因為血液變得稀薄，全身營養狀態降低，導致這些症狀。提到全身消耗性的疾病，也許有人馬上聯想到癌，但若真是這樣，就不只是指甲裂開，連身體的皮膚都會乾燥到極點了！此外，指甲裂開的原因，還有指甲內各種細菌引起的感染症。

指甲上有縱紋

【老化現象】

前些日子，我有一位朋友告訴我如下的一段話：「有一個看手相的很厲害喲！上次你不是給我開過刀嗎？他居然一猜就中，太令人吃驚了！」但依我看來，這位算命先生也沒這麼「了不起」。

人類的指甲大約每十天就會長出一毫米，但在身染大病時，指甲的生長會暫時停止，而且指甲的根部會生出橫紋。有時這橫紋看來有如皺褶一般，不過，主要是看橫紋距離指甲根部有幾毫米，大致就可判斷出生大病的時期了！或許那位算命先生，用的就是這套方法，結果令我的朋友大吃一驚。

這種橫紋和其他的疾病並無任何因果關係，基本上，指甲出現橫紋是特殊的例子。但是，指甲也會出現縱紋，這是隨著年齡增長形成動脈硬化所致，話雖如此，卻也不是那種令人擔心的動脈硬化，只不過是一種老化現象罷了！

脈搏數超過九十

【巴塞多病、貧血、心不全、自律神經失調症】

看電視上的古裝劇，御醫會為殿下做「定期檢診」，此時需雙手捧起聖上的手腕來「把脈」，由此可見，把脈正是了解人體體調的基本診斷法。

或許有不少人知道最普通的測脈方法，脈是在手腕內側靠近拇指根部附近，以另一手的食指、中指及無名指三支指頭輕按即可。事實上，任何人都可輕易觸到脈搏，可惜卻有很多人對自己的脈搏一點也不關心。把脈時，最先要確認的，是自己的脈搏數有多少。

通常，健康的人在安靜時測量，平均一分鐘的跳動數會在六十至九十的範圍內。但不管怎麼安靜，餐後，入浴中，入浴後，脈動均會增加。

除此之外，運動後、興奮狀態、發燒時、喝酒等，也會使脈搏跳動增加。相反地，睡醒之後的脈搏數會減少，偶爾也可能低於五十。因此，測量脈搏時，應避開這些時間和狀態。

看到這兒，或許你已經開始測量自己的脈搏了吧？你的脈搏跳動次數是否在六十至九十的正常範圍內呢？如果是五十以下或九十以上的人，難免會擔心「或許身體上什麼地方有問題」，不過，一點點的小事，都會使脈動加速，所以也不必太神經質。

可是，持續好幾天在相同的條件下測量，仍然在五十以下或九十以上時，應去一趟循環專科檢查。脈搏數超過九十的狀態稱為頻脈，原因可能有甲狀腺機能亢進症（巴多塞病）、貧血、心不全、自律神經失調症等。

有不少患者來看我，自稱脈搏數異常，但不知為什麼，大多數都是脈搏數過高。其實，脈搏數過少比過多要來得更危險。

尤其是四十歲以下的人，脈搏數過少，相對地自心臟送往身體各部分的血液量也會減少，於是造成全身慢性的缺氧狀態，而且這些人當中，還有不少表現出心臟病徵兆的不整脈現象，為了預防萬一，應該接受心電圖等的精密檢查。

左右兩邊的脈搏數不同

【大動脈炎症候群、動脈硬化】

一位在某著名商社任電腦操作員的年輕女性，因手部痲痺到醫院來看我。據她說，痲痺的只有左手，右手全無異狀。

「我是慣用右手的人，打鍵盤是雙手一起打，不知道為什麼，只有左手痲痺。」

聽了她的話，我很快就找到線索，於是我為她雙手把脈，結果正如我所預想，她右手的脈動很正常，但左手卻幾乎找不到脈搏。於是我為她的病下診斷，就是所謂的「無脈病」。

顧名思義，無脈病就是左右任何一邊的腕脈接觸不到，也就是脈搏呈現極端弱症狀的疾病。這是女性，尤其是東方年輕女性多見的病，但原因不詳。

無脈病，別名又稱大動脈炎症候群。以前述女性患者的狀況而言，可能是左側大動脈的某處發炎，使得血管內變得狹窄或阻塞，所以血液無法送達血管的前端，才觸不到脈搏。

不過，即使手腕上的脈搏極端弱化，卻也不一定就是無脈病。像有些年紀大的人，雖然脈搏弱化，出現了完全觸摸不到的相同症狀，但那並不是無脈病，反而是動脈硬化的機率較高。

是否罹患無脈病，要以如下的方法來辨認。首先，以脈動強的手用力握住脈動弱的手腕，然後反覆放開、握緊，由於血流停止，手心會失去紅潤而變為白色，接著放開手腕，看看恢復紅潤需要多少時間。如果是健康的身體，在一瞬間就會復原。

但若是超過十秒，尚未恢復到令人滿意的紅潤狀態，就有必要考慮現在脈搏的微弱化，是否由無脈病造成的。在脈搏微弱化之前，也可以使用此法檢查有否無脈病的徵候。

無脈病是由於手部血液不通所引起的，所以有如前文介紹的女性患者一般，有手麻痺、變冷、或容易疲勞等症狀出現。此外也有伴隨頭暈目眩、視力障礙、頭痛等症狀的病例，可以參考文中所介紹的檢查方法。

竭力抬高手臂、手背上的靜脈仍舊浮起

【心不全】

就手的健康診斷而言，偶爾也需要檢查手背的靜脈。首先將手臂自然下垂，在這種情況下，任何人手背上的靜脈都會浮起。

這是因為血液向下流的緣故。接著緩緩將手舉高，當手臂與肩膀呈同高度直線時，因血液流回心臟，手背上的靜脈應會消失。

可是，也有人在與肩同高，甚至將手臂抬得更高時，手背上的靜脈仍然浮起，當然，也有人需要較久的時間才會消失。這是因為靜脈壓力較高，有心不全的可能性，需作精密檢查。

在此稍提及心臟的功能。大家都知道，心臟可說是一種「幫浦」，首先將回到心臟的靜

脈血送至肺臟，改變為含有許多氧的動脈血。然後心臟又接受來自肺臟的動脈血，再將之送往全身。如此看來，心臟可說是由兩個小型幫浦所形成的，其中之一是稱為右心的幫浦，作用是向肺部輸送血液，另一個幫浦是左心，負責使血液循環全身。

所以，當右心的幫浦功能降低的狀態下（就是右心不全），靜脈血就不易流回心臟，使得靜脈浮起。即使這種右心不全的狀況逐漸惡化，也傾向於不易出現自覺症狀，因此，有很多右心不全已經惡化，卻仍然置之不理的常見病例。

但若了解前述的檢查法，每天都觀察靜脈的狀況，就可以早期發現右心不全。這種方法非常簡單，是值得推薦的檢查法。

提到不需使用器具就可做到的檢查法，還有血壓的測定。平常是夫妻二人到醫院去，請醫師代為測定血壓值，但現在只需自行檢查，首先，太太伸出一隻手，握住先生手肘上方的部位。

接著以另一隻手測量脈搏。若是將握住手臂的手增加力量，不久脈搏便會消失，等到脈搏消失時再用力，這就相當於收縮壓。

習慣這樣的感覺後，當先生透露有頭痛之苦時，就可當場獲知其血壓狀態了！如果不需

發現疾病的檢查重點

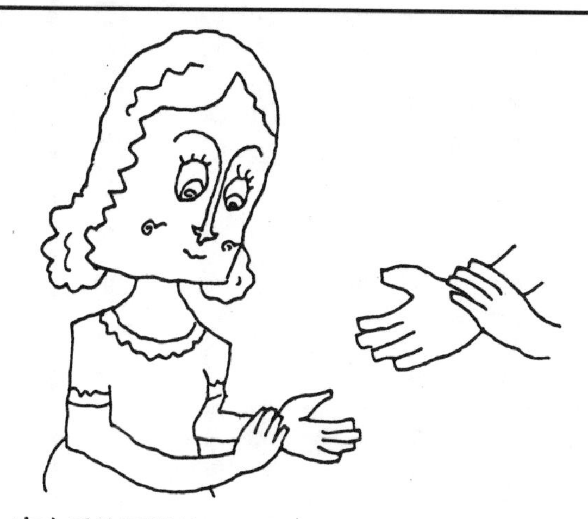

左右手的脈搏數不同時可能為大動脈炎症候群

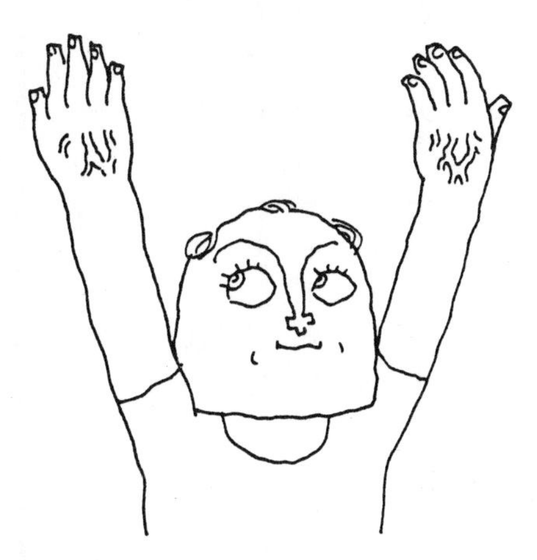

手臂抬高時觀察手背，若靜脈仍然浮起則可能是心不全。

要像過去般加壓某程度的力量，就可以使脈搏消失，其頭痛的原因可能是高血壓。另一方面，若是用力握到連手都會發抖，但脈搏卻仍不消失，也可能是高血壓引起的頭痛。

脈搏拍打呈不規則狀態

【不整脈】

把脈時發現沒有節奏感，有時跳幾下就漏過一下，這稱為「跳脈」，是不整脈的一種。正如字面所解釋，不整脈就是脈拍不整然，也就是不規則拍打的狀態。這種不整脈中最常見的就是期外收縮，亦即前述的「跳脈」狀態。不過，若是連續拍二十四小時的心電圖，任何人都會出現幾次這樣的期外收縮。

因此，單純地認定因為「有」這種現象，就代表心臟失調，也是錯誤的想法。問題在於次數，如果跳脈頻繁，就需要檢查。

另有一種不整脈，比期外收縮少，是心房微動引起的不整脈。只要一把脈就會馬上發覺，這種心房微動引起的不整脈的特徵，是如「噠、噠、噠、噠噠、噠噠噠噠」般脈搏亂跳的現象，當然，只要一發現這種信號，應立刻接受檢查。

第二章

大便、小便

是健康的警報器

排出如粘土般的白色糞便

【膽囊系統障礙、癌】

我一向主張廁所是家庭內最高的「健康檢查場所」。因為每天的便色、形、味等，對於了解自己的健康狀態極有助益。

也許有人覺得，要仔細觀察排便，實在令人不悅，所以多少會心生排斥，但，這話說來可真奇怪，剛剛還在體內的東西，一旦被排放到外面，就受到了蔑視，似乎沒什麼道理吧？我們又怎麼可以錯過能夠迅速告訴我們體內異常的呼叫訊號呢？

所以，如果說觀察排便，是健康檢查不可或缺的日課，應該並不為過。

健康的便色應為黃褐色，如果每天排出的便色均是如此，那就可以放心了！若是排出黑便，可能是便秘或內臟某處出血。

此外，胃潰瘍、十二指腸潰瘍等，也會排出黑便。還有肉吃得太多，或因罹患貧血症而服用鐵劑時，便色也會變黑，所以，一發現排出黑便，就馬上連想到疾病，未免言之過早。

相反地，排出如粘土般的白色糞便時，最大的可能是膽囊系統的障礙，但也有閉塞引起的嫌疑。閉塞的原因有膽結石、或是單純的發炎，有時也有癌的可能性，還是需要注意。

如果是排出鮮血色的糞便，則有直腸出血、腸粘膜上的憩室出血、或肛門深處的內痔核出血等可能性，此外，若是罹患直腸癌，有時也會排出鮮血色的糞便，或是糞便四周帶血液。如果是糞便與血液混合，則有赤痢、潰瘍性大腸炎、結腸癌的嫌疑。

有關糞便的顏色，即以上述的黑、白、紅三色為檢查主體，較特殊的情況，就是服用加入葉綠素的藥物，即會排出綠色糞便。不過，我要再三強調的是，不要只依糞便的顏色即判斷為何疾病，應該配合腹部的檢查（參照八八頁）等慎重判斷。

另需檢查的是便味。如果吃了韭菜、大蒜等味道強的食物，便味變強也是理所當然的，但若是沒有任何原因，卻排出有極強腐臭的糞便，還是暫且注意一下。排泄物的檢查，最好是每日實行。

終年為下痢而煩惱

【過敏性大腸炎】

我有一位患者，每天要從郊外搭地鐵到市中心公司上班，據說，他所乘坐電車的每個休息站廁所在那兒，他都能瞭若指掌。

其實，他正是罹患了後述的過敏性大腸炎，終年都為了慢性的下痢而煩惱。所以，他在搭上電車後，只要一有便意，就得在下一個休息站下車，飛奔至廁所，這麼周而復始，當然記下了每個車站的廁所位置。

的確，下痢的發作是不分時間和地點的，恐怕再也沒有比這更麻煩的症狀！不少人也許有過在外突然內急，只好頭冒冷汗拚命找廁所的經驗吧！

所謂下痢，就是指糞便中含有異常多水分的狀態，大多數的急性下痢，是包含了輕度傷胃的食物中毒或飲食過度所引起的，也有因腸功能低弱，無法吸收多餘的水分所造成的。

這種情況多會伴隨嘔吐現象，嘔吐有將包含於食物中的有害物質排出體外的功能，所以不可勉強忍住。

此外，感冒也會引起下痢。如果一～二天，有反胃、下痢的症狀，那是由感冒濾過性病毒感染引起，大多會隨著感冒的治癒而消失。

前面介紹的過敏性大腸炎，就是因大腸過敏，以致一整年都得為此不斷找廁所的麻煩疾病。直腸本是敏感的部位，如果此處有異常，會造成臀部的不自然。也常因內急一天得跑好

發現疾病的檢查重點

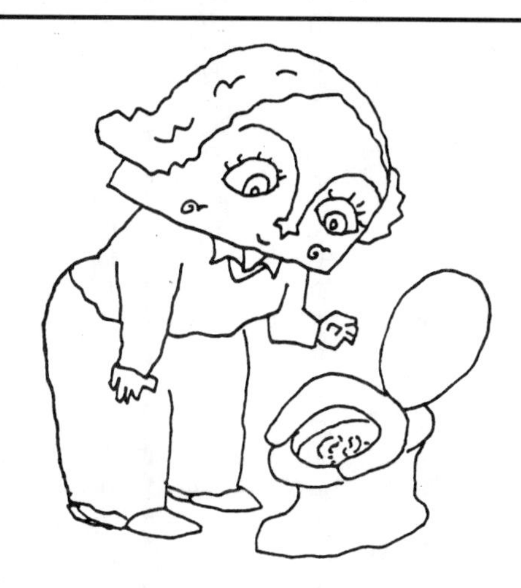

排出粘土般白便時，可能是膽囊系統的障礙

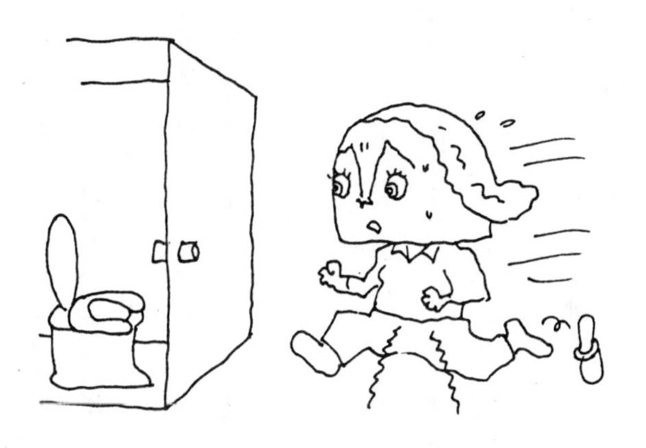

每天都為下痢煩惱的人，可能是過敏性大腸炎

幾次廁所。這種疾病不只會下痢，有時也會便秘，偶爾兩種症狀會交互出現。有關此症的原因不明，但神經質的人，罹患此病的機率也較高，所以最好看看自己是否承受過多的壓力。

比較有問題的是下痢便中混血，這種情形有潰瘍性大腸炎、赤痢或似癌般惡性腫瘍的可能，因此，分泌出滑溜的粘血便時，應找醫師診察。

至於，餐後隨即腹痛想上廁所，是正常的胃、大腸反應，可稱為「快腸」。

腐臭極強的屁

【腸內腫瘍】

有句話說：「放屁生瘡不挑地方。」我有一位個性豪爽的朋友說：「放屁是健康的象徵，所以不管在什麼場合，我都絕不憋屁。前些日子，我在朋友的結婚典禮上演講，半途想放屁，就快忍不住了，我只好向大家告個罪，放了個屁後繼續演講。」這恐怕是女性想模仿都模仿不來的，精神確實可嘉。

所謂屁，簡單的說就是排放出體外的腸內氣體。我們的腸內有無數的細菌存在，這些細菌在發酵、分解腸內所儲存食物殘渣時，所產生的氣體就是屁。

不過，還有另一種屁，就是在吞嚥食物時，連帶吸入太多空氣形成的。容易吞入空氣的人，難免會在腸內積存氣體，於是產生屁。

一般而言，腸功能越活潑的人屁就越多，且容易有聲音，所以我朋友所說的「屁是健康的象徵」這句話，確實一點也不錯。

可是，一個人連放有聲的臭屁時就要「小心了」！因為當腸內發生腫瘍時，就會放出臭味極強的響屁，總之，屁的味道還是越弱越好。

話雖這麼說，由於臭屁的元凶是氣體，主要是蛋白質在腸內分解產生的，因此，吃肉過多時，屁味強也是理所當然。

此外，年紀越大，腸內細菌越易變為臭氣，當然不必太小題大作。

排尿時間拖長

【前列腺肥大】

一群男人同上廁所，別人早已尿好離開廁所，自己卻還在那兒磨菇，很容易造成自卑感。

常聽人說：「上公廁時千萬別排在老頭子後面。」因為一般說來，高齡者排尿的時間都比較長，其原因就在於前列腺肥大。

由於前列腺肥大會壓迫尿道，所以排尿困難，即使使出九牛二虎之力，也只是叮叮噹噹地排出一點點，在便器前耗時自然較長。

同時，排尿次數增加，排尿後有殘尿感等的不快感，也都是前列腺肥大的特徵。既然有殘尿感，當然要設法尿完，如此一來時間就拖得更長啦！

排出的尿所描繪出的直線稱為尿線，由於前列腺肥大，尿道受壓迫變得狹窄，於是尿線變細。舉凡男性都了解，在勃起狀態時排尿，尿線也會變細，且不易排尿，這也是相同的狀態。

所以，中年以後排尿不順、尿線變細，首先要考慮的就是前列腺肥大。話雖如此，但過了中年的男性、十之七八都有前列腺肥大的傾向，因此，年紀越大排尿時間越長，就這角度而言，也是無可奈何的。

除此之外，尿線一分為二，或者排尿的去勢乏力，可能都是尿道有問題的信號。

總而言之，尿線越粗、排勢越強越好，因為這正是年輕的象徵。

只不過，也有很多前列腺肥大的病例並無殘尿感，尿液卻不斷積存在體內。年紀越大，對尿意的感覺越遲鈍，所以，尿液積在體內，但想排尿時卻一滴也排不出來的情況也很常見。如此一來，尿液累積在腎臟內，可能引起腎臟的嚴重疾病，應多加注意。

當然，由於只有男性才有前列腺，本文所談可謂與女性無關。

排尿時尿道疼痛

【尿道炎、膀胱炎】

排尿時尿道有灼熱感，排尿結束時又有刺痛，這樣的經驗你可曾有過？如果有這樣的症狀，而且每次都是如此，應先懷疑是否尿道炎或膀胱炎。

若是剛開始排尿時有疼痛感，這是尿道出口發炎的尿道炎，若是排尿結束後不久，腰部產生如有回響般的疼痛，或其中有灼熱感及疼痛，就可能是膀胱炎。

在罹患膀胱炎時，一起尿意就進入廁所的還好，不過會出現只排一點點尿，但一踏出廁所又馬上產生尿意的症狀。等到情況嚴重後，尿味會變得很難聞，甚至會排出混血的尿。

若是男性感覺有殘尿感，可能是前列腺肥大，不過，膀胱炎、尿道炎等，男性罹患的機率並不高，反而是女性壓倒性地多，其理由就在於男女身體構造的差異。

由於女性的肛門和尿道口是連接的，便中的大腸菌難免會進入尿道口而引起發炎，至於男性的尿道口位於距離肛門甚遠的性器先端，大腸菌不易入侵。

所以，如果男性罹患膀胱炎或尿道炎，似乎應考慮性事問題，仔細反省是否性愛走私。

排尿時會疼痛，可能是尿道或尿道管等的結石，如果怕痲煩而置之不理，會使之慢性化，引起連腰部都會劇痛的腎盂炎，所以應趁早治療。

連續數天排出啤酒色的尿

【腎臟、膀胱炎】

在一本雜誌上看到某位企業家推薦尿壺的文章，主旨是：使用尿壺的好處在於，嚴冬中可省下前往廁所的時間、預防高血壓、且尿色容易確認，對於每日的健康檢查很有幫助。果然深得我心！

姑且不論是否要如這位企業家一般地使用尿壺，但要了解自己的健康狀態，檢查尿是很重要的。健康的人尿色是透明的，或是淡淡的小麥色，如果發生變化，只要看顏色，就可以

發現疾病的檢查重點

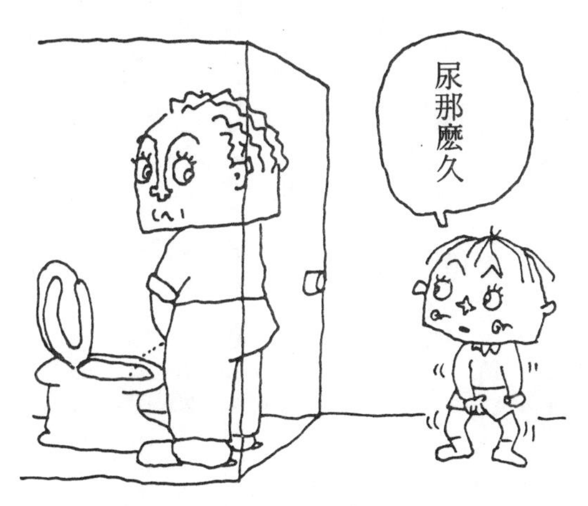

排尿不順，尿線變細為前列腺肥大

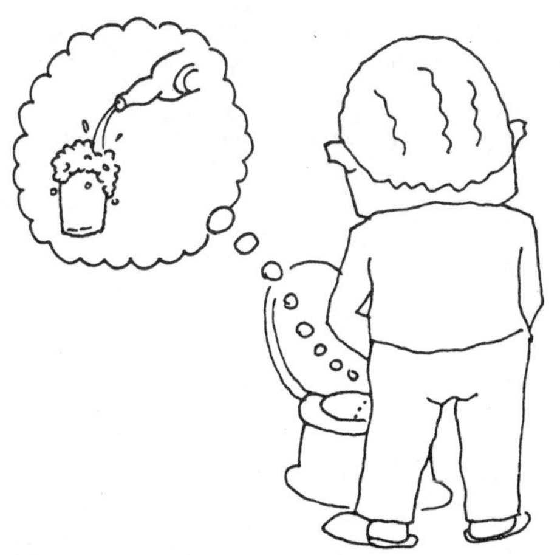

連續數天排出啤酒色的尿，可能是腎臟病或膀胱炎

檢查出各種疾病。

首先是尿色濃時，看看是否因流汗或發燒，使得血液中的水分喪失，因而引起尿液比平常濃縮的現象，在盛夏中，常會排出這種啤酒色的尿。當然，如果是這樣，全然無須擔心，只要適當地補充水分，馬上就會恢復原來的顏色。不過，如果連續好幾天都排出啤酒色的尿，就有可能是腎臟或膀胱的疾病，應接受尿液檢查。

尿色呈粉紅、紅色或深褐色都有問題，因為這有可能是尿中混有血液。當血尿又伴隨腹痛時，則有腎結石或尿道管結石的嫌疑。若只有血尿卻無其他症狀時，也有腎臟、尿道管、膀胱等癌症的可能，千萬要注意。

尿色若是呈深黃色，是黃疸的徵兆。此時如果還伴隨全身強烈的癢感，同時糞便又呈粘土般的灰白色，黃疸的可能性就更大了！除此之外，只要注意眼白部分的顏色，就可以早期發現黃疸，故自我檢查是絕不可忘的。

只是服用維他命劑等，也會排出黃色尿，同時，食物中所含的合成色素或天然色素等被排泄到尿中，也有可能排出粉紅或紅色的尿，所以，如果感覺奇怪，應先想想有無其他原因。

某位有名的作家曾說：「廁所是最佳的瞑想場所。」但依我看：「廁所是最近的診察室。」為了身體健康著想，偶爾還是要仔細觀察你的尿。

左右睪丸大小不同

【腫瘍】

在我少年時，還是斯巴達教育的時代，運動會中的動作稍慢，學校老師就會讓人在校園中罰站，偶爾還會問：「你到底有沒有睪丸？」甚至伸手至學生胯間，這種老師真是不可理喻。當然，這種粗暴的檢查方式相當離譜，不過在此我還是勸你，偶爾要檢查一下自己的睪丸，因為有時可能會發現意想不到的疾病。

進入浴室時，先仔細摸摸自己的睪丸，看看左右兩邊的大小或形狀有沒有什麼不同。如果大小形狀有顯著的差異，可能是睪丸腫瘍。

再說，睪丸上有稱為副睪丸的突起，若是表面不光滑，有硬塊般的感覺，也有惡性腫瘍的可能。當然，性器是否排出不純之物也是檢查重點。

看來很大方的男性，或許會毫不在意地碰觸性器，但鮮少碰觸睪丸，不過，每個人都應該懂得愛護自己的身體才對。

性慾減退

【心因性性無能、糖尿病】

有的男性常以「上了幾個」等的說法來誇耀自己的性經驗及對象數，在我的朋友中，也有這種經驗豐富的此道高手。前些日子和他見面，他竟然感嘆道：「最近我很少有來電的感覺，再漂亮的女人也不能令我產生『性』趣了！」

他甚至還向我告白：「在肉體方面，我大概已到退休期了。」說得令人有幾分同情。

像我這位朋友般，自以為過了中年性慾衰退，是因為「自己年紀的關係」而失望的人並不少，其實肉體衰退即等於性慾減退的想法，就生理學而言，是全然不正確。因為性慾不是局部的感覺，而是腦部的感覺。

這就是說，人類的性慾是透過視覺、觸覺、聽覺等感覺器官來掌握刺激的，經由神經傳達至大腦時，才會產生感覺。常聽人說：「男人以大腦做愛，女人以子宮做愛。」但事實上，感知性慾的場所是大腦，這點無論男女都是相同的。因此，不感覺有性慾，或者沒有來電的感覺，不如認為是大腦感知性慾的部位產生障礙較妥當。

不過，最大的原因，還是壓力、不安、煩惱等心因性因素，假如腦中盡是精神上的不安，不論感覺器官接受了什麼樣的刺激，大腦也會別過臉去，告訴自己沒時間想這些事。基於這樣的型態陷入無法勃起的例子意外的多，這稱為心因性的性無能，只要消除精神問題的原因所在，自然就很容易恢復雄風了！

罹患糖尿病時，也會有性慾減退的感覺，因為這種疾病是糖的代謝發生異常，致使大腦感知性慾的中樞功能受到抑制。

不過，實際上還是因為心想「有糖尿病所以不行」的心因性性無能較多。

此外，也有許多人將起床時的勃起，也就是俗稱朝立的衰退與性慾減退相提並論，其實，朝立是膀胱積水刺激海綿體所造成的一種自然現象，所以和性慾之間是全然無關的。

但是，朝立仍是局部敏感的證據，就這點而言，也應算是年輕的象徵。

生理周期混亂

【壓力】

常常會看到幾個年輕女性圍在一起講悄悄話的情形，那時，類似「喂！我這個月還沒來耶！不知道是怎麼回事」等的話題也時有所聞。

如果生理延遲，卻又不是心中有數可能懷孕的話，大多是精神上的原因。

說起來，生理是十分纖細微妙的現象，如果心中不安、焦躁、或是情緒不穩定等，周期就會變得很混亂，有時早來，有時又延遲。

由此看來，先決條件應該是使心情穩定下來，只要精神上能夠沈穩，周期的混亂就可以馬上消除。還有，生產之後或更年期等，都會造成生理上的周期混亂，這是一種自然現象，無須擔心。

此外，也有不少女性為了嚴重的生理痛而煩惱，那是體質上的問題，只有咬牙忍耐。可是，以前從未有過生理痛，現在卻突然痛得很嚴重，而且出血量又增加時，就有子宮肌腫的可能，一定要多加小心。

一吃就感到腹部脹氣

【胃炎、胃下垂、胃癌】

前些時候，我和中學時代的朋友一塊兒聚餐，當時我發現他只吃了一點點，剩下的都沒再動過。

我覺得很奇怪，便問：「以前你是個大胃王，現在是怎麼了？」他很沮喪地回答：「不知怎麼稿的，最近胃似乎變小了，一吃東西馬上就脹得難受，所以常會剩下很多食物。」

在盛暑的季節裡，可能每個人都有過一點食慾不振的經驗，但是像我這位好友這樣，只吃一點點就覺得腹脹難受，幾乎完全沒有食慾，而且持續一段相當的時間，恐怕就是胃部的危險信號了。

此時最大的可能性就是胃炎、胃下垂等胃部的失調。這位朋友原來是慢性胃炎，但這種病本身會降低食慾，難怪他越吃越少。

如果是胃下垂，整個胃袋會有向下拉的感覺，由於如此，不再膨脹的胃容量變小，所以只吃一點點之東西，就立刻覺得腹部脹氣，也就是說，吃東西完全沒有滿足感，只有滿腹感。

有這種症狀的疾病中，最可怕的是胃癌，萬一是惡性胃癌就麻煩了！若是整個胃沿著胃壁，亦是如皮袋般的形狀都受到癌組織的侵襲，雖很容易出現空腹感，但卻有只吃一點點就會腹脹的症狀出現。

而且，胃癌這種疾病，幾乎沒有任何自覺症狀，所以極爲麻煩。當然，食慾不振多半是胃炎、胃下垂等病，不過，假使再加上貧血或體重異常減輕等現象，應馬上到醫院檢查。

並未暴飲暴食卻感到噁心

【狹心症】

我認識一位女性，她在被男友拋棄後，經常感到噁心反胃。因為她失戀了，也就是處於失意的狀態，所以應該說是胸痛。

然而，這位女性自從戀情破碎以來，就自暴自棄地拼命吃東西，就是這樣的暴飲暴食，才會令她因胸痛而煩惱。這是一個笑不出來、有點兒悲哀的笑話。

噁心的英文是「heart burn」，也就是說心臟燃繞的意思。其實這部位並不在胸，而在食道下方，正好是食道與胃的交接處，一般噁心就是這部位發炎，可說是輕度的食道炎。

像這種噁心的症狀，不管是否置之不管，都會自然痊癒。不過喝了溫牛奶之後，胃酸會被中和，抑制胃液的分泌，有防止噁心的效果。如果喝冷牛奶，則會刺激胃而促進分泌，噁心反胃就更形嚴重，這點要特別注意。

有時不是發炎，而是食道整體痙攣導致噁心。就和腳抽筋一樣，為了某種原因食道也會產生痙攣，不過，這種輕度的噁心亦無須擔憂。

如果說噁心會造成問題，就並非來自食道的痛，而是來自狹心症的痛。

但是，狹心症所造成的胸痛，和因食道痙攣造成的胸痛是很難加以區分的，若非專業人士，一般都分辨不清。

所以，心臟不好又持續噁心的人，為了預防萬一，還是找醫生檢查為佳。

當然，若是吃得太多或飲酒過量等明顯原因造成噁心時，就無須太神經質了。

反胃

【急性胃炎、闌尾炎、食物中毒】

以前，我問一位因胃疾住院的患者：

「會不會反胃？」

結果他回答：

「我最討厭進大醫院了！只要待在這種地方就一定會反胃。」

這真是令人苦笑的答案。

在醫學上解釋「反胃」的意思，就是有嘔吐感，說得難懂些，則是腦部的嘔吐中樞受到刺激，所引起的一種嘔吐反射。

要追究反胃的原因，第一個就是胃的問題，一般稱之為輕度胃炎。這是指胃部發炎，無法適當地消化食物時，腦部中樞便下達「向外吐出」的命令，因此在有嘔吐感時，就應注意飲食，養成有規律的生活習慣，只要多體貼你的胃，大部分都會治癒。

有時飲酒過量，也會引起急性胃炎而造成反胃或噁心，這時最重要的是，不管感覺多麼不適，也不可以伸手到口中挖，勉強自己嘔吐出來。因為飲酒過多後再強烈嘔吐，常有食道受衝擊而破裂的病例。

此外，在發生意外的現場看到大量的出血，或是目擊殘酷情景時，也會感到噁心或反胃，當然，這是來自視覺的嘔吐反射，只要時間一過，自然就會平復。

假如在反胃的同時，還出現頭痛、腹痛、發燒等症狀，可能是罹患了闌尾炎、食物中毒、日本腦炎等疾病，應找醫師診察。

餐後打嗝

【胃炎】

面前的菜吃得一乾二淨，滿足地說句「吃飽了」的瞬間，一個嗝應聲而出——雖然難登大雅之堂，但若將打嗝視為生理現象之一，應是情有可原的。

其實，打嗝的原因有兩種，一是連同食物送入體內的空氣，在胃中達到了一定的飽和量，於是逆流而出。吃飯時太過匆忙，邊用餐邊與人談話，或者吃了太多的蔬菜等，都很容易打嗝。這是很普遍的生理現象，絕無異常。

另一種就是將胃中產生的氣體排出，如果打嗝頻繁，需要考慮是否罹患了胃炎。在這種情況下，應先探究飲食生活中，是否有造成胃炎的原因。

當然，比較嚴重的胃部疾病，也很容易造成打嗝，此時就需要先檢查腹部，連同其他的症狀一起檢討，然後才下判斷。

以手觸摸腹部時，指尖碰到硬塊且有疼痛感

【肝病、十二指腸潰瘍、癌、闌尾炎】

感覺腹部不適而去找醫生時，總要露出腹腔，讓醫師在上面按一按、摸一摸，想必許多人有過這種經驗吧！醫師就是這樣檢查腹部何處異常的。

不過，這也不是只有專家才能做到的困難方法，只要懂得要訣，任何人都可輕易做到，由此又獲得一項探知內臟異常的有效武器。

其做法如下：首先仰臥，採取雙膝立起的姿勢，因為這樣可以消除腹肌的緊張，使腹部柔軟，檢查起來比較容易。接下來以指尖輕按後述的腹部各部位。

因為佔據了腹腔中最大部分的是柔軟的腸，所以，當手觸摸腹部時，應是柔軟的感覺。但若是指尖碰觸到似硬塊般的物體，同時還伴隨疼痛時，就要充分考慮這個部位的正下方有何異常了！

腹部可以大略分為六個區域。首先以肚臍為中心，分為上下兩個部分，再將各部分分為右脇腹、中央、左脇腹等三部分，總共六個區域。為方便起見，依肚臍上部右脇腹起的順序

由壓痛及凝塊可看出疾病

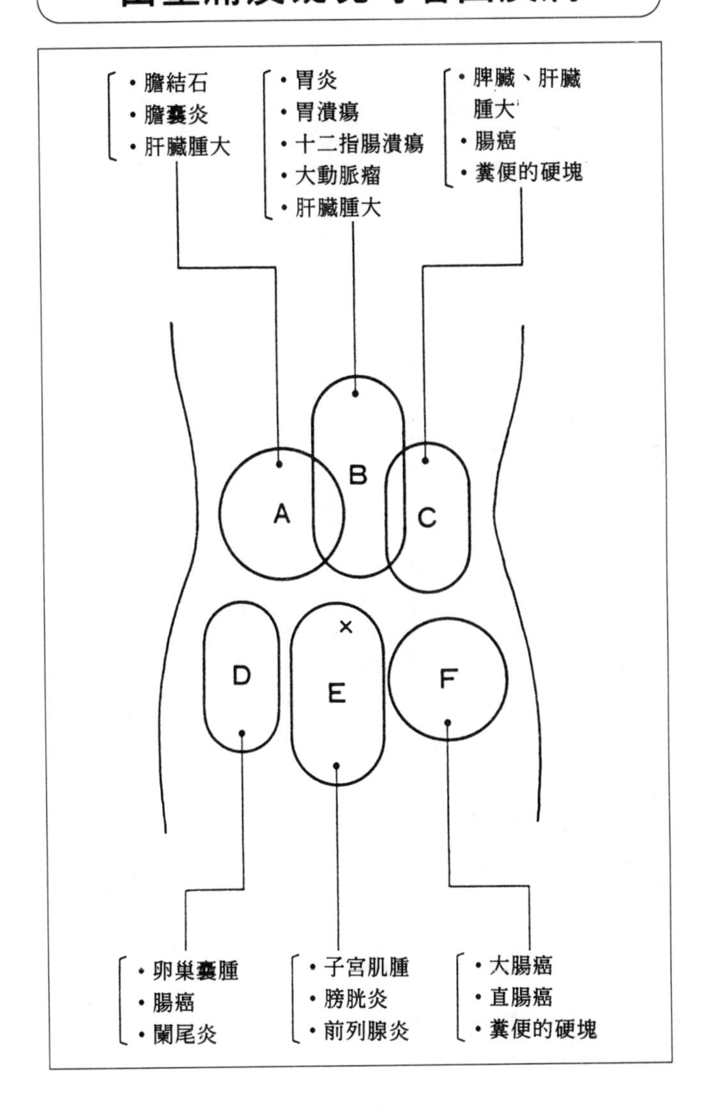

，稱為A區域、B區域、C區域……。

先看看A區域，也就是右上腹部有硬塊時，可能是肝臟腫大或下垂。

假使以指尖按下會疼痛時，可能是膽囊方面的疾病。這種情況多半是黃疸，所以順便檢查眼白部分及手心，看看是否呈黃色。

接下來說明B區域，也就是按心窩附近，如果只用一隻食指輕按，就有局部性的疼痛，很可能是胃或十二指腸潰瘍。若是以整個手掌按壓會有刺痛感，則有可能是胃炎。要是在這部分可觸摸到硬塊，有肝臟腫大之虞，更可怕的就是如胃癌般的惡性腫瘍。

此外，檢查時有如硬塊般突起的瘤，同時又有強烈的壓痛感，可能是腹部的大動脈瘤。

在C區域，也就是左上腹部碰觸到硬塊時，應懷疑是否脾臟或肝臟腫大，若還有壓痛感，則可能是腸癌等重大疾病。

但有時會碰觸到如凝結般的便塊，尤其是有嚴重便秘的人，甚至會在不同的區域，摸到兩、三處這樣的便塊，所以千萬不要因為摸到硬塊就大驚小怪，應對照其他症狀，接受醫師的診察。

如果按壓D區域，也就是右下腹有疼痛感時，則有闌尾炎之虞。若真罹患此病，突然放開按壓的手指時，同樣會感到疼痛。

又，罹患闌尾炎的初期，B區域會感到疼痛，然後才逐漸移向D區域，這是最大特徵，所以應牢牢記住。檢查這部分觸摸到硬塊時，也有可能是卵巢方面的疾病，但僅是便塊的機率亦很大。

E區域位於陰部的正上方，檢查此一部分有壓痛感或觸摸到硬塊，或許是膀胱或子宮的異常。如果是女性，應懷疑是子宮肌腫等的子宮疾病，或是膀胱炎等，假使是男性，則有前列腺炎的可能。

尤其是女性，如果這部分有硬塊，罹患子宮肌腫的機率甚高，應找婦產科醫師檢查。

F區域位於左下腹部，如果在此觸摸到硬塊或有疼痛感時，也許是直腸腫瘍，應稍加注意。但是，僅是硬塊的情況也常發生，所以不要急著自己下判斷，應再檢查其他部分才對。

以上說明以觸診方式檢查腹部各區域所能發現的各種疾病，當然，除了這些之外，還有其他疾病的可能性，所以我再三強調，絕不可因碰觸到硬塊，就馬上判定為某一種疾病。

應再次確認其他症狀，若有不安點多，異常的可疑性極濃的判斷，就前往專科診察，這種處置較為恰當，絕對不要心慌意亂。

檢查腹部實際上是很有效的疾病發現法，我的朋友中，曾有人利用這種方法發現胃癌。如果一個人懶得檢查，不妨夫妻、情人一起玩玩「檢查腹部」的遊戲，這不也很有趣嗎？

腹部靜脈浮起

【肝硬化】

雖說每個人的腹部傾斜度有所差異，但至少表面上都是光滑平坦的。可是也有人以肚臍為中心，整個腰壁的靜脈似乎都已浮腫起來，變得凹凸不平。遇到這種情形，要多加小心，因為看到此種徵候，可能以肝臟為中心的血液循環已經惡化，需懷疑是否罹患肝硬化。

這種症狀繼續惡化下去，就會變成呈放射狀的奇怪圖案。此種腹壁靜脈的血管賁張，被稱為卡普特・梅絲莎（蛇髮魔女）。梅絲莎是出現在希臘神話中頭髮為蛇的妖怪，此種腹壁靜脈浮起呈放射狀模樣的症狀，恰如梅絲莎的頭。

罹患了梅絲莎的頭的疾病，有時會吐血，有時肛門會排血，原因是迂迴肝臟的食道靜脈，或腸內靜脈過於怒張破裂所致。應該在大量吐血之前，趕快找醫師診察。

胃有鈍痛感

【胃潰瘍、胃炎】

在我讀大學的時代，中午最後一堂課快上完時，一位同學拉了我一把，在我耳邊悄悄地說：「喂！我的『肚子時鐘』已經響了！」事實上，他眞是百發百中。肚子時鐘如此正確，是因為他有正常的空腹感，而且食慾旺盛，可說是健康的證據。但也有人到了快吃飯的時間，肚子一餓就開始胃痛，這可以說是擁有一個挺麻煩的「肚子時鐘」了！

像這種肚子一餓就覺得胃痛的人，可能是罹患了胃潰瘍。胃一旦發生潰瘍，胃液分泌極其旺盛；可是胃裡空空的時候，沒有什麼可以溶解，於是只好溶解自己的胃壁，因而產生疼痛感。假使就此放置不管，只怕胃的粘膜會穿孔。要檢查是否胃潰瘍，需要別人幫忙。首先趴下，讓別人按壓臀部上的窩，這稱為「小野寺的壓痛點」，如果有激痛感，就確實罹患了胃潰瘍。

相反地，餐後不久胃部就有鈍痛感，則有可能是胃炎。當然，胃潰瘍患者餐後也會胃痛，但一般就醫師的常識而言：「餐前胃痛為胃潰瘍，餐後胃痛就有胃炎的嫌疑。」

胃炎和胃潰瘍是胃部的兩大疾患，不過，二者都可依平常的生活方式予以防範。胃炎或胃潰瘍的原因，多為暴飲暴食、飲食生活不規律、熬夜、精神上的壓力、煙酒過多等，所以首要條件是消除這些病因。

胃液的酸度極強，連牛排這樣的肉質都可輕易地分解，因此，一不注意就會侵蝕自己胃部的粘膜，若是暴飲暴食，會導致胃液的大量分泌，這種狀態長期持續下去，不斷分泌的胃液就會傷及胃的粘膜。

此外，焦躁、不規律的生活，都會使胃部血管變細，胃本身的營養狀態變差，以致胃液的分泌發生問題。

不論是暴飲暴食、焦躁、熬夜，只要有心保護自己的胃，自重自愛並不困難。唯有好好愛惜自己的身體，才不會因失調而痛苦。

吃再多都覺得餓

【壓力、糖尿病、巴塞多病】

食慾旺盛是健康的象徵，但如果不管吃多少，肚子都很快就餓了，以致一天要吃好幾頓，就得疑慮身體的某處有問題。

首先要檢討的，是精神方面有沒有什麼問題。像自暴自棄的暴飲暴食症候群即為其中之一，這是由於某種欲求不滿而造成的食慾旺盛。

現在的大吃客，多半是這樣的情況，因此，若沒有任何疾病，但食慾卻過於旺盛的人，應找找看有沒有什麼焦躁的原因。

接著要考慮的就是糖尿病。罹患糖尿病時，因體內糖分不足需要補充，所以食慾特別好。尤其糖尿病的初期，這種傾向更強。

此外，還有甲狀腺機能亢進症，也就是所謂的巴塞多病，同樣會造成異常旺盛的食慾。

這種疾病會使身體的新陳代謝非常亢進，等於一整年都處於全力衝刺百公尺的狀態，所以吃得再多也不會胖，無論是那一種狀況，只要食慾發生異常，應先徹察身體那個部分失調再找對應方法。

食物梗在喉中

【舌根扁桃腺肥大、食道癌】

一般而言，過了中年的男性，特別喜歡吃麵食，我的周圍也有不少這種人。以前曾有「老饕」說過：「麵不是用嘴吃，而是用喉吃的。」

的確，通過喉嚨，咻地一下滑落的觸感是很難形容的。如果嚼碎再吞，那種韻味就會完全喪失。不過，不只是麵，任何食物都同樣有「通過喉嚨的感覺」，這才是與美味有關的重要因素。

可是，若在吞嚥食物時，喉嚨有被梗住的感覺時，那樣的樂趣就會消失得無影無蹤。其原因可能很多，首先要檢查的，並非肉體上的失調，而是精神上的問題。

換句話說，實際上沒有什麼不舒服，可能只是曾有過一次喉嚨梗住的經驗，於是變得神經過敏，以後每次吞嚥，就產生被梗住的感覺，這種例子雖不多，卻也曾發生過。此時，只要醫師說一句：「一切都沒問題。」就可以簡單治癒。

其次，我們常常經驗到的，就是因舌根扁桃肥大而引起的梗塞感。這是因為位於舌頭後方的扁桃腺，隨著年紀的增長而變大，以致吞嚥食物時，產生違和感。這可說是一種老化的現象，無須特別擔心。

不過，若是自喉嚨到胃部都有違和感，或吞嚥液體時很正常，只是在吃固體食物時才有梗住的感覺時，就需要留心了！這很可能是食道癌或食道擴張症，絕對不可置之不理。

因為食道是屬於感覺相當遲鈍的器官，所以，只要一有自覺症狀，首先要找醫師診察，這樣的想法才安全，同樣地，當感覺到喉嚨有異常時，若心有疑慮，就往醫院跑一趟吧！檢查結果一切沒問題，就可放下心來大快朵頤啦！

還有一種喉嚨梗塞的現象，有時不小心吃到魚刺，千萬不可掉以輕心，以為過一陣子自然就沒事了！這種想法可能會導致化膿，因此，還是趁早到耳鼻喉科去將魚刺取出。

嗜好改變

【糖尿病、胃癌】

常有人說：「年輕時最喜歡吃的是厚厚的牛排，但最近居然變得喜歡吃醬油泡飯配醃菜了！」像這種對食物喜好的改變，大概是因老化引起消化器官機能的衰退，並無太大問題。但本來很喜歡吃辣的人，突然變得喜歡吃甜食，就得略加注意了！

遇到這種情況，首先要考慮是否肉體上的疲勞。因為疲勞累積，就會不斷消費血液中的糖分，導致身體對糖分的要求。因此，特別想吃甜食時，應該先檢查自己是否過度疲勞。

但此時最可怕的，是沒有任何疲勞的累積，卻誤以為對糖的欲求是因疲勞所致，於是誤失了疾病的徵兆。像糖尿病就是如此。

罹患糖尿病時，血液中的糖分隨著尿液排出，由於如此，體內糖分不足，自然想吃甜食加以補充。糖分不足和肌肉疲勞症狀相同，因此，要區分疲勞與糖尿病，一定要再看看其他症狀。

糖尿病常見的症狀是脫水症狀。有時在夜裡會因口渴而驚醒。

假如出現嗜甜食又口渴的兩大症狀，不必多想，糖尿病的嫌疑最大。

如開頭所述，以前喜歡的食物，現在變得不喜歡的例子，不必勉強與特殊疾病有所聯想。雖然這也有胃障礙等疾病的可能性，但因年紀增長，消化機能衰退，且運動量又比年輕時減少許多，所以，嗜好由油膩轉變為清淡，也是一種自然現象。

不過，以前很喜歡牛排，現在卻不願見到，或是一看到牛排就想吐，若有這樣極端的拒絕反應，應找醫師接受診察。

有句話說：「對於以前所喜歡的肉，看都不看一眼，說不定就是胃癌。」的確，討厭肉或喜歡吃烤焦的魚等別人不太吃的東西，正是胃癌患者所呈現的特徵。

發現疾病的檢查重點

哎！
肚子又餓了！

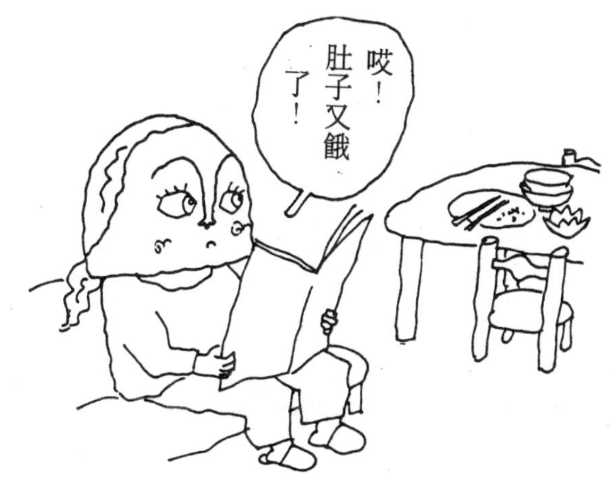

吃得再多卻仍覺得饑餓，很可能是糖尿病或巴塞多病。

你近來對食物的喜好有所改變呢！

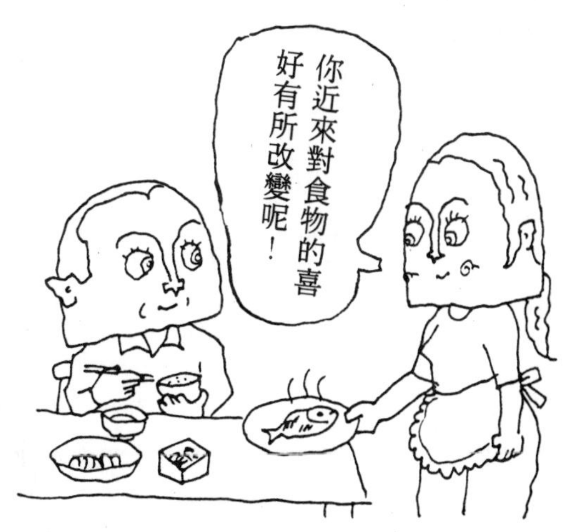

對食物的嗜好突然產生變化，有可能是糖尿病、胃癌。

我有一位朋友，也是標準的牛排嗜食者，有一天，他突然轉向「魚派」了！他本人並沒有發現這一點，可是他到專科醫生處接受診察，結果在胃中發現一小塊瘜肉。於是他馬上決定動手術，如今他的身體早已活蹦亂跳、恢復元氣！

第三章

即使有自信 也應注意體調變化

經常頭痛

【眼睛疲勞】

常有人說：「這麼厤煩的問題，實在令人頭痛！」其實，對醫師而言，頭痛本身也是個頭痛的問題，因為頭痛的原因非常難查。光是引起頭痛的疾病，至少可以列舉一百種左右，諸如精神上的煩惱、太熱中於讀書，或是頭腦疲勞等，都會引起頭痛。但是，仍然有很多尚查不出原因，且不藥而癒的也不少。

因此，這問題不能一概而論，但若是經常頭痛，應找時間檢查檢查眼、鼻、牙齒等。以眼睛為例，除近視、遠視、亂視外，眼鏡的鏡片不適合，也可能是引起頭痛的原因。同時，左右兩眼視力差距太多時，也會令眼睛疲勞而引起頭痛。

又如屬於鼻病的鼻蓄膿等，也容易引起頭痛。更有人在治好蛀牙後，長久以來煩惱不已的頭痛，就如奇蹟般消失無蹤了。

過了中年以後，血壓升高，常有早上起床頭痛的情況。這是由動脈硬化所引起的現象，因為躺下來睡時，分布到頭部的血液很難回流，使得腦中血管負擔過多，於是造成頭痛。像這種情況，可使用較高的枕頭墊高頭部，使流向頭部的血液，依重力法則回流，這樣應可使起床的頭痛問題獲得解放。

話雖這麽說，但即使頭不再痛，就真正「高枕無憂」，如此掉以輕心也不太妥當，無庸贅言，此時仍應繼續按時測量血壓才好。

如果都沒有上述的原因，卻還是常常為頭痛煩惱時，就有必要找醫師診察了！由於頭痛長期持續，任何人都會擔心，說不定急著去看病，其實卻沒這麽嚴重，除非還伴隨了氣喘、悸動、嘔吐等的症狀，就一定要趁早就醫。

同樣的，若劇痛與平穩的狀態，周而復始地反覆出現，或者在轉動脖子時會有強烈的頭痛，都不可放著不管，應儘早去看醫師。

因為這些症狀的出現，很可能是腦動脈或腦內有何種異常的信號。

突然脫毛嚴重

【自律神經失調症】

一般人頭髮在秋天時特別容易掉落，這並不僅是傳說，就醫學立場來看，還是有根據的。頭髮脫落，大多數由於頭髮營養不良所造成的，尤其夏天食慾急速降低，營養不夠充分，秋天掉頭髮也是當然的結果。換句話說，夏季越怕熱的人，秋天越容易掉頭髮。

由這角度看來，若與季節無關，頭髮突然掉得很厲害時，首先要檢討的是飲食生活的問題。只要多注意營養方面的問題，頭髮就不會再這麼掉了！

另一方面，同樣是掉頭髮，假如只是集中在某一部位，必有其他原因。衆所周知，這稱為圓形脫毛症，多半是由精神上的壓力引起自律神經失調症而造成。壓力會使佈滿於皮膚上的血管營養不足，而該領域受血管支配的髮根就會枯死，於是形成一個或好幾個圓禿。

儘管如此，卻也不會永久禿頭，記得以前落語家的橘家圓藏，就曾罹患這種圓形脫毛症，不過，只是一段很短的時間。

男性因頭髮短，如果發生禿頭現象就會十分醒目，頗令人擔心，但從圓藏的例子可以看出，通常經過數個月後，頭髮就會再長出來了！

有時雖能解決，但脫毛原因的壓力依然存在，就無法根治了。所以，要治療圓形脫毛症，最先決的條件，就是去除壓力之源。

眼冒金星

【疲勞、壓力】

有人常把「我有頭痛的老毛病」這句話掛在嘴邊，意思是毫無原因，但卻為了頭痛煩惱不堪，這種頭痛多為偏頭痛。不是整個頭劇痛，只是單邊痛，也就是局部痛，所以稱為偏頭痛。

由於症狀因人而異，但一般病例看來，各種症狀會成為痛的前兆。如眼冒金星、眼前發黑，嚴重者甚至耳鳴、目眩等的發作。這種偏頭痛的特徵，是身體積存疲勞或壓力較易引起，症狀的出現也傾向於特定的時間。

據說，長年偏頭痛的人都知道「快開始了」。但不管怎麼說，這始終是令人不快的症狀，如果對生活造成妨礙，應找醫師診察。

同樣是頭痛，除了偏頭痛之外，還有一種「頭部凝痛」，這不只是頭痛，多半還有肩凝痛，即頸部到後腦如被重物壓著一般的疼痛感，就專業術語來說，稱為肌肉緊張性頭痛。

這種說法聽來像是某種疾病，其實，只要是長時間坐辦公桌，或工作太專心的人都很常見，主要是由肩膀至頭部的肌肉疲勞而引起頭痛。由於肩部的肌肉與頭部的肌肉相互連接，所以在這種狀態下不只頭痛，連肩膀凝痛也會隨之出現。

此種「頭部凝痛」的症狀發生時，只要做些鬆弛肩膀的運動即可獲得紓解，因為運動能促使血液循環，連帶緩和肌肉的緊張，所以經常頭痛的人，應趁工作餘暇作些柔軟體操。

頭部兩側的頸靜脈清楚浮現

【心臟病、呼吸系統的疾病】

曾在雜誌上看過，以前在歐洲的上流社會，流行過女性的靜脈化妝，聽說是為了強調雪白的肌膚，刻意將靜脈塗成藍色，真是怪異的化妝方式！

但如果靜脈真的藍又浮起，那又怎麼可能以此誇耀肌膚的白皙呢？

尤其是頸部兩側的頸靜脈，如果清楚浮現出來就要注意了！一般情況之下，我們是看不見頸靜脈的，當然，那是因為頭的位置比心臟高，血液（靜脈血）可以毫無阻礙地流向心臟。

因此，當頸靜脈清楚浮現時，即證明心臟功能衰弱。

另一方面，在水平躺下時，由於心臟的位置與頭部同高度，血液的流動會稍嫌遲緩，所以，即使是健康的人，頸靜脈看來還是稍有凸起。儘管如此，卻也不能斷言全無問題，簡單地說，要探明自己的身體是否真正健康，並不是那麼容易。

想必有人會擔心，不知遇到此種情況該怎麼辦，以下便介紹簡單的檢查法。

首先坐在地板上，雙手向後放，以上體傾斜四十五度的姿勢，檢查靜脈浮起的程度。

如果在這種狀態下會浮腫，心臟或肺可能有毛病，需進一步檢查。

在此所談的心臟病，多半是心不全。此外，即使肺部沒有疾病，但因形成胸廓中腫瘍的凝塊會壓迫流向心臟的靜脈，以致頸靜脈明顯浮起。除此之外，也有支氣管氣喘、慢性支氣管炎、肺性心、哮喘等病例。

這種疾病都是肺中血液流動不易，結果，流入心臟的靜脈滯流，造成頸靜脈浮腫。

簡而言之，頸靜脈明顯浮腫，正道出心臟或肺為問題的原因。因此，平常除了要檢查身體之外，若還感覺有何處不適，仍應馬上接受治療——即使仍然很可能有樂觀的結果。

耳孔四周有凝塊

【痛風】

當指尖碰到熱物時，會反射性的去摸耳垂——這種情形在日常生活中屢見不鮮。除了遇到這種狀況之外，平時似乎很少會用手去摸耳朵，不過為了健康檢查，有時也應摸摸看。

一般而言，耳孔四周的突出稱為耳介，多少感覺比較硬些，如果是一簇簇的硬塊，就有可能是痛風。

大家都知道，痛風是血液中尿酸增加而引起的疾病，而這種耳旁的凝塊，原本是要排出體外的尿酸，因腎臟處理不了而殘留在體內，於是形成結晶。

為什麼尿酸會積存在耳朵呢？至今仍不明詳情，總之，罹患痛風不但會痛，而且很難根治，甚至可能併發腎不全等嚴重的疾病。

所以，如果在耳朵附近發現凝塊，在找醫師診察的同時，也應注意飲食生活。就像別名爲「富貴病」一般，這種疾病的原因，乃是美食美飲造成血液中的尿酸值過高。

耳朵的粉紅色逐漸變淡

【貧血】

醫師平常在作健康檢查時，首先要看的一定是顏色，也許很多人每天早上面對鏡子洗臉時，都會慎重檢查血色是否良好？皮膚是否失去光澤？

在此，我想給各位一點小小的建議，就是除了注意臉部之外，還應注意耳朵的顏色。因為耳垂的血色，是推想健康程度的重要標準。

一般健康的人，耳垂會呈現血色良好的淡粉紅色，若這種粉紅色變白，就有貧血的可能。雖說耳朵是不太醒目，常容易被忽略的部位，但因此處皮膚很薄，自外表很容易看出血液的狀態。有些女性會以化妝來掩飾蒼白的臉色，但耳朵的顏色卻不會說謊。

如果感覺耳垂的顏色變白，應檢查眼瞼內的顏色（請參照二四頁）。若想不出有什麼可能的原因，卻出現貧血徵兆時，最好到醫院接受檢查。

耳上形成縱紋

【動脈硬化】

人類的臉型各式各樣，有人是圓臉，有人則是長臉，不只形狀，大小也因人而異。同樣的，耳朵的形狀、大小也有很大的個人差距，特徵各有不同。

其中也有耳朵口有皺紋的人，其實，像這類耳朵上有大縱紋的人，或是形成明顯粗溝的人，容易引起腦梗塞的說法。

因為耳朵這個部位沒有運動肌肉，本應是人體中最不易產生皺紋的部位。如名演員E・H・艾利克就有動耳朵的特技，這種人的耳朵長皺紋還有話說；不會動耳朵的人，耳朵長皺紋就很罕見了！

如同大家所了解的，耳朵遍佈細小的微血管，如果罹患動脈硬化，這些血管當然會越來越細。於是，周邊的營養狀態就會降低，使得耳朵長出皺紋。

日本人認為，動脈硬化是腦梗塞的導火線，所以才出現前述的說法，在歐美也基於同樣的理由，認為耳朵長皺紋的人易罹患心肌梗塞、狹心症。

此外，根據報告，美國提倡一種說法，耳孔內長了濃密的毛，是男性荷爾蒙過剩，也較容易罹患心肌梗塞、狹心症。

這種說法的理由並不難了解，但因缺乏確鑿的證據，只要將之參考就好了。

耳鳴不止

【一種老化現象】

以前我所服務的醫院中，有一位上了年紀的病患，每週來門診一次。有一回聊天時我問他：「你有沒有養寵物？」老人點點頭回答：「嗯，我腦袋裡有好幾隻蟬。」也就是耳鳴。

耳鳴是通過耳朵的血管中血液流動的聲音，如果血液循環不良，就會引起此種現象。例如，上高山，或搭乘火車穿過隧道時，常有耳鳴的經驗，這是因為氣壓急劇變化，血壓升高下降，內耳的血液循環暫時不良所致，可以馬上治好。

另外，位於半規管之石，一味發出嘎嘎聲的耳鳴，偶爾也會發生。

一般而言，就前面所舉的例子來比較，經常耳鳴的人中，年紀大者佔極多數。這是由於動脈硬化，耳朵內部的血管變細所致，因為這是一種老化現象，所以很難治療。既然如此，應該將耳鳴視為好朋友，不再為此煩惱，久而久之，自然就不介意了。

鼻子呈紅色

【酒精中毒、胃腸障礙】

曾留下名著『美味禮讚』的美食家布莉亞•沙瓦蘭說過：「只要知道一個人吃的是什麼，就可猜出他是個什麼樣的人。」姑且不論其理論如何，但若有人問：「小丑的鼻子為什麼是紅色的？」要是我在場，一定會回答是「慢性酒精中毒」。不過，看到紅鼻子，就認定是酒精造成，卻也言之過早。

的確，長年多飲酒精，鼻子就會發紅，醫學用語將這種紅鼻子稱為「酒皶」。不過，酒精的原因只佔全部酒皶的一半比例，另一半原因似乎是強烈辛香料食用過多，胃腸障礙或慢性便秘等。

如果在意是否酒精造成，還可以檢查手心，若手心和鼻子同樣泛起紅暈，就有罹患肝病的可能。尤其在拇指及小指根部隆起處發紅，或有斑點狀更要注意，最好接受一次精密的肝臟檢查。

發現疾病的檢查重點

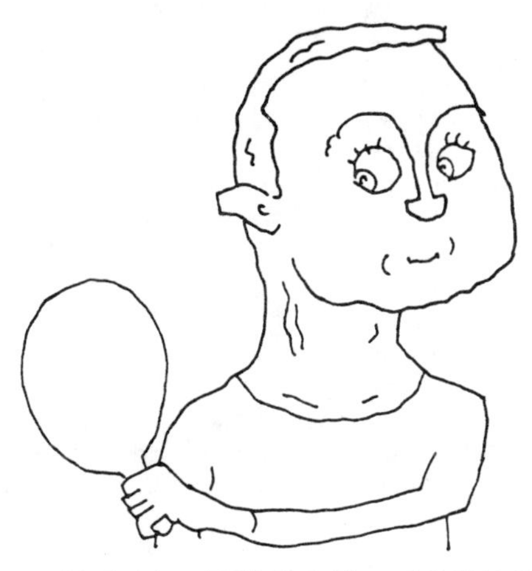

發現頸靜脈浮起，要注意心臟、呼吸系統的疾病。

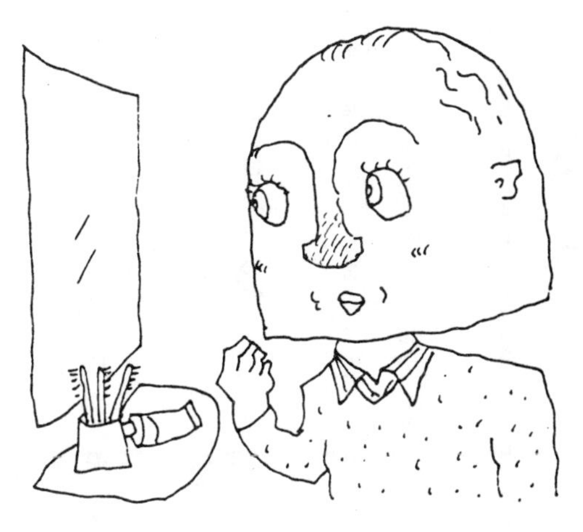

鼻子發紅的人，可能是慢性酒精中毒或胃腸障礙。

味覺長期遲鈍

【鼻蓄膿】

面對豪華的前餐，或色香味俱全的一品料理，卻因鼻子狀況不對，完全嗅不出其芳香，結果毫無食慾——你有沒有過這樣令人遺憾的經驗？

不能分辨味道，是因某種理由阻塞了鼻子的通路，或是鼻粘膜的神經不再接受刺激而引起的。比方說感冒時，對味道的反應就非常遲鈍，但那只是鼻粘膜發炎所引起的鼻塞狀態，無須擔心。

但如果找不到任何理由，卻對味道沒有什麼反應時，鼻子有病大概就八九不離十了！萬一不用口就無法呼吸，有可能是鼻蓄膿，因為鼻子的疾病，有可能會給腦部功能帶來不良影響，應趁早接受檢查。

年紀大故鼾聲也大

【高血壓】

打鼾雖是個人的事，不過對睡在旁邊的人而言，不啻是一大酷刑。實際上，曾有因受不了丈夫的打鼾聲，陷入睡眠不足困擾中的妻子，要求離婚的實例。如此一來，打鼾一事就不能一笑置之了！

雖說打鼾與體質有關，但突然打鼾的聲音變得特別大，就應疑慮是否身體某處失調。以日常的情況來說，飲酒過多時，打鼾聲音會變大，因為酒精具有使鼻粘膜腫脹的作用，鼻子通氣不良時，反射神經就會變得比較遲鈍，而上呼吸道就不再配合肺部的動作操作，這種連帶作用引起大聲打鼾的現象。當然，這只不過是一種暫時性的現象，無須擔心。若是鼻子有什麼病，打鼾聲音也會變大，遇到這種情況，外行人是很難下判斷的，假使覺得擔心，可以找醫師診察。

此外，一般有因為年紀的高齡化，打鼾聲也隨之變大的傾向。雖然這種現象還有許多不明之處，但可說是一種老化現象，所以到了四十幾、五十幾歲時，打鼾聲音逐漸變大，似乎只好看開一點，告訴自己「年紀大了，老了」罷了！

不過，中、高年層的人，在這方面特別要注意的是，有時一陣陣如雷般的鼾聲，一會兒又如停止呼吸般安靜無聲，再一會兒又鼾聲大作。

這稱為夜間的無呼吸發作，是因呼吸中樞受病因抑制引起的症狀。

因為鼾聲大作時會頻頻呼吸，氧氣十分充足，接下來就呈現出暫時不必呼吸的狀態。不過，暫時停止呼吸一段時間後，氧氣當然又會不夠，於是又再次呼吸，引起如雷的鼾聲。

但令人困擾的是，有時處於低氧狀態，可能會成為血壓上升的導火線。

也就是說，這種夜間的無呼吸發作，會不可避免地引起高血壓。萬一此種發作持續，時而呼吸困難，時而突然驚醒，就會陷入失眠狀態。要根本治療這種症狀，有相當困難的一面，若是這種症狀已達嚴重的程度，還是該找醫師診察。

牙齦浮腫會滲水

【齒槽膿漏】

年紀大的人在刷牙時，往往牙刷一按就感覺到牙齒痛，或喝冷的東西會滲透到牙縫去，這就是牙齒及牙齦都已老化的證據。

小孩子的牙齦，是很鮮豔的粉紅色，這足以證明牙齦的血液循環十分通暢。但隨著年紀的增長，這種粉紅色就會逐漸變得混濁。那是由於老化造成牙齦的血管變細，難免會有某部分的血液循環惡化。

由於血液循環的滯流，牙齦的營養就不夠充分，於是漸漸變得乾縮，使得神經接近牙齦表面。所以，當牙刷刺激神經，就會感覺牙齒痛，而喝冷飲會滲透牙齒，也是基於相同的道理。

以上所說的現象，都是因為老化造成的，所以就某方面而言，沒有什麼辦法。但如果牙痛之外還有出血現象，就有可能是齒槽膿漏。

幾乎一半以上的成年人，都有齒槽膿漏的現象，尤其對日本人而言，更是相當普遍的牙齦疾病。正如大家所知道的，齒槽膿漏若不儘早找醫生診治，最後牙齒掉落也是常見的。

在刷牙時偶爾出血，不會有什麼大問題，但如果經常出血，就應儘快去看牙醫，以免症狀惡化。

同時，口腔不潔也是造成齒槽膿漏的原因之一，因此，飯後應該要刷牙、漱口，總之，就是在平常要自己小心預防。

口臭

【舌苔、支氣管擴張症】

常看到有人用手遮住嘴巴講話的情形，與其說這樣的裝模作樣是一種癖好，還不如說是擔心口臭，事實上有這種心理的人頗多。

所以，有很多情況實際上並不臭，但因本人神經過敏，自己認為「自己的口氣很臭」。如果自以為有口臭，最好先想想是不是自己太過神經質了！

就算實際上有口臭，也未必達到令他人不快的程度。因為人類的口腔本來就是細菌的溫床，刷牙之後沒多久，細菌就會增加，所以，每個人多少都有些口臭。

其中或許有很多人會想：「我的口臭程度，恐怕已超過別人能忍受的程度了！」

果真如此，這種人應先考慮自己是否內臟失調。在消化器官狀態不佳的情況之下，舌頭表面會覆蓋許多苔狀物，會促進口中細菌的繁殖，於是造成口臭。只要以牙刷刷掉舌苔，就可消除口臭。

一般而言，與其將口臭的形成歸咎於舌苔，不如說自己沒有好好保養牙齒。尤其有蛀牙、假牙、齒槽膿漏等，臭味會更嚴重。

因此要常常保持口腔的清潔。

無論如何，口臭並未與任何嚴重的疾病有直接的關連，只是肺病偶爾也會造成口臭。

如果口臭十分嚴重，而且整年都在吐痰，也可能是罹患了支氣管擴張症，應到醫院檢查。

頻繁的口腔炎

【貝卻特病】

一般都認為，食慾是健康的表徵，可是，有時身體狀況相當良好，吃東西卻非常痛苦，例如，每餐飯都會使口中劇痛的口腔炎。

遇到這種狀況，可以用鏡子照照口中狀態，多半可以找到口中粘膜或嘴唇處，有如小洞一般的潰瘍。潰瘍的部分一接觸到舌頭或食物，會使粘膜受刺激，產生陣陣劇痛。

這叫口瘡性口腔炎，一般簡稱為口腔炎。對於患者而言，口腔炎是令人極為不適的。這種毛病大概一個月會出現一次，雖說是潰瘍，但也不是惡性的，因此不必擔心，大約只要一個星期的時間，就可以自然痊癒。

不過，若是出現得很頻繁，為慎重起見，最好檢查一下陰部。如果是男性，就看性器先端，如果是女性，就看陰唇的部位，是否有與口中相同的潰瘍，如果真有，情況就不樂觀了！這可能是一種名為貝卻特病的怪病，應馬上找專科醫師治療。

經常口渴

【鼻蓄膿、糖尿病】

尤其是身體沒有激烈勞動、或者辛香料吃得太多，卻一直感覺到口渴，總是一直想喝水。

這種狀況特別常見於中年以後的人。由於年紀漸大，唾液的分泌減少所致。像許多老年人，一天要喝好幾次茶，那是因為茶水可以代替減少的唾液，還有滿口假牙的人，因口中進入異物，所以也容易口渴。

除此之外，鼻子有毛病的人，多會出現口渴的症狀。例如，患有鼻蓄膿的人，因為鼻子無法呼吸，只能靠嘴來喘氣，特別是在早上，口中極為乾澀。

還有一種原因，是服用藥物的關係。如利尿劑會使水分變成尿排出體外，如此一來，體內的水分當然不足，於是會感到口渴。或者是治療不整脈的藥物、胃藥等，多少含有抑制唾液分泌的副作用，萬一口渴得厲害，應找醫師商量換藥。

但是，由前述原因所引起的口渴，並非來自身體的SOS信號，所以不必將之當成疾病。這時只要嚼嚼口香糖，刺激唾液的分泌就好。

假設沒有上述的原因，不只是口渴，甚至感覺喉中渴望滋潤時，就得小心是否罹患了糖尿病。若是一日的尿量增加，眼睛容易疲勞，有倦怠感等，應再檢查除了糖尿病以外的症狀，如果還有其他的異常，要早日到醫院徹底檢查。

聲音沙啞

【瘜肉、濾過性病毒性發炎、心臟肥大】

提到企業界人士的應酬，據說可以和煙、酒、痲將相提並論的，就是卡拉ＯＫ了！聽說卡拉ＯＫ除了是社交場所外，也是消除壓力的好去處，所以唱客經常絡繹不絕。

事實上，有些卡拉ＯＫ迷，自己在家中添購了整套的卡拉ＯＫ音響，努力練唱以求進步。我並不是在嘲笑別人的嗜好，而是在提醒各位，這樣持續下去，要說對健康有百害而無一利也不為過。

因為在卡拉ＯＫ中，冷氣、酒、談話和唱歌是無可避免的四大設施，但在這樣的環境中，確是用喉過度，難免會使聲音沙啞。

首先，在冷氣房中待了太長的時間，這種低溫的空氣會刺激聲帶造成負擔。接著是酒，酒精會使聲帶的血管膨脹，形成聲帶的緊張，更何況大部分喝了酒的人，聲量都會變得比較大。然後是唱歌，又給聲帶加上致命的一擊，既然聲帶已被折磨到這樣的程度，聲音沙啞也就不足爲奇了！

近來，在歌手中常見的聲帶瘜肉，已逐漸增至卡拉ＯＫ迷之間，而至於「卡拉ＯＫ瘜肉」的原因，我想在此也無庸贅言了。

當然，使用聲帶過度的元凶「四人幫」，也可以各自獨立形成聲音沙啞的原因。此外，聲音因濾過性病毒而引起發炎時，聲音也會沙啞。

最後，使聲音沙啞的原因中，特別需要注意的就是心臟肥大。如果心臟變得肥大，在喉嚨所謂的反回神經會受到壓迫，使得聲帶麻痺，所以聲音變得沙啞。如果聲音沙啞且長久未癒，為慎重起見，還是應該去看醫師。

喉節腫起

【巴塞多病】

要檢查體調是否有變化，第一個當然是要看臉色，同時也應注意頸部四周。因為在喉節的兩側，有稱為甲狀腺的荷爾蒙器官，由於這器官的功能，才使我們身體的機能時而活潑、時而沈寂。

如果甲狀腺處於正常的情況下，是無法用指尖觸摸到的，不過，有時卻只是用眼睛，就可以看出已經浮腫。這是由於甲狀腺肥大造成的，最主要的原因是甲狀腺機能亢進症，又稱為巴塞多病。

正如病名所示，這種疾病是甲狀腺的機能過高，於是呈現各種症狀。第一就是失去穩定感，會為芝麻大的小事暴跳如雷。

以前，一位丈夫帶著妻子來看我。「近來，我太太常常焦躁不安，為一點小事就大發脾氣。」經過診察，發現她的甲狀腺腫起。

另外還有一大特徵，就是無論吃多少，體重都不會增加。或許各位會覺得不可思議，但當甲狀腺功能過多時，就如同一整年都在衝刺百公尺般。

這麼一來，燃料補給得再多也不夠，一天天消瘦也是理所當然的。由於體內燃料處於不斷使用的狀態，肌肉會發熱，於是呈現出容易流汗的症狀。有時指尖會發抖，日常細微的作業也沒辦法做。

如果發現這些症狀卻置之不理，就會對心臟造成過重的負擔。這種疾病有特效藥，所以，當發現甲狀腺腫起時，應立刻到醫院治療。

大量出痰

【支氣管擴張症】

煙癮頗大的老煙槍中，有不少人為了痰多而苦惱。同時，感冒的時候，痰多也是症狀之一。雖說有痰哽在喉嚨的狀態是令人十分不快的，但就生理而言，痰是身體的守護者，不能當成是討厭的存在。

在此對於痰稍作說明。在扮演將空氣送入肺中角色的支氣管內側，有稱為絨毛的細毛，這和鼻毛相同，會過濾空氣中的灰塵和細菌，並利用這種纖毛將灰塵等雜質向上推回，當支

發現疾病的檢查重點

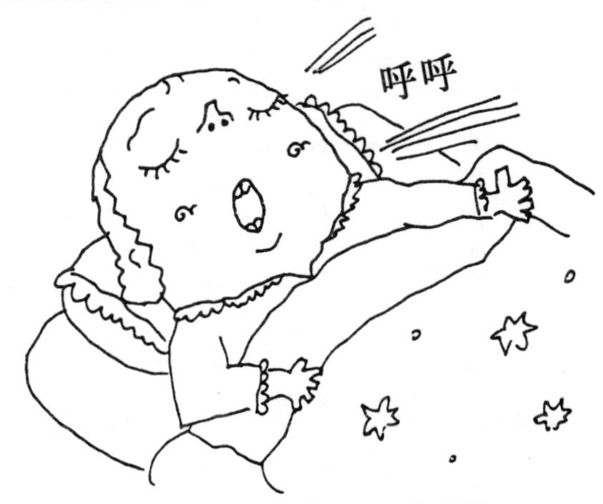

打鼾大聲時要小心高血壓

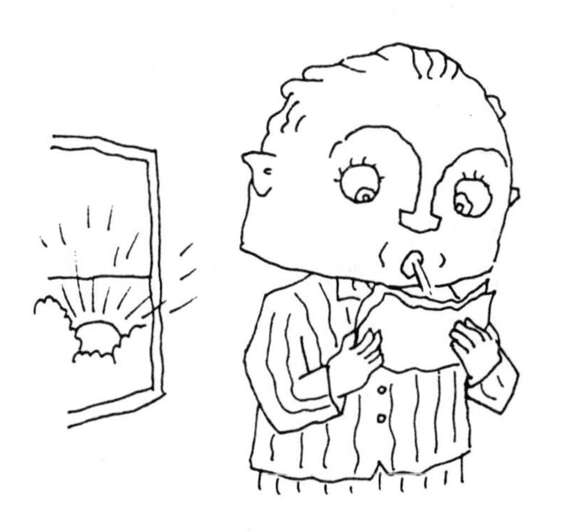

早晨起床大量咳痰的人，可能有支氣管擴張症

氣管受到外在異物的刺激時，就會出現分泌物。這種分泌物到達某種程度時，就是痰的真面目了！

因此，到灰塵多的地方去，或抽煙過多時，就容易有痰。香煙的煙等，會刺激支氣管，若是早晨起床時，痰吐得比以往多，應先反省近來抽煙量是否較以往增加，應看情形少抽幾根煙。

另外，感冒時痰變得比較多，是因為支氣管發炎引起分泌物出現較多，只要把感冒治好，痰自然會減少。

痰量固然是問題，如果覺得痰變得很粘稠，恐怕是身體的水分不足。當身體的水分減少時，分泌物的水分當然也隨之減少，使得痰較凝固化，所以才會有粘稠感。而感冒時粘稠的痰，是因爲發燒引起大量出汗，使得水分減少所致。

還有服用利尿作用的藥物時，體內的水分會減少，使痰凝固化。

所以，痰變得粘稠時，要多喝水以補充體內水分。水分增加後，痰就會比較軟，容易咳出。

但要記得在早上起床時會大量咳痰的人，有可能是罹患了支氣管擴張症，如果嚴重時會大量咳血，或是積存在擴張支氣管中的痰使細菌繁殖，對身體造成不良影響。所以，當吐痰量比以前多時，應趁早接受醫師的診察。

痰中混血

【支氣管炎、肺、支氣管癌】

大多數的人對血液都沒什麼好印象，常使人聯想到意外或疾病等。由於有這樣的印象，所以也有人在看到血痰時，嚇得連動都動不了！可是，遇到這種狀況時，更應該定下心來，冷靜檢查身體。

血痰的出現，是因為由支氣管到喉嚨之間，某一段部位出血，其原因可能有支氣管炎、支氣管擴張症、肺癌或支氣管癌等，也有喉頭部分發炎之虞。

簡單的說，血痰是自僅在痰中混有血絲，到嚴重的吐出血塊等，狀況各不相同。不過，不能只依血量來判定是否嚴重的疾病，以為量少就沒有大問題。一般而言，情況最多的是喉嚨發炎，可以很快治好，但仍需接受診察數日。

在此應特別注意的是，將混在痰中的喉嚨出血，誤以為只是血痰。

例如，感冒咳嗽、或聲量太大使喉部受到壓力，會使粘膜的微血管斷裂，於是在鼻水或痰中混入血液，這種現象是經常發生的。

也有咳出具臭味的痰，如果是腐臭味極強的痰，可能是肺壞疽或化膿症等肺部的異常，應該到醫院接受診察。

指尖按在頸動脈上感覺到沙沙的震動

【動脈硬化症】

血管的異常很容易出現在脈搏上，尤其是將血液運往腦部的頸動脈之脈搏變化，一般人都可以看得出來。

用指尖按頸部前方兩側的頸動脈，可以感覺到咚、咚、咚的清脆聲音。

如果此時指尖感覺到的是沙沙的震動，就需要小心了！因為這很可能是惡化的動脈硬化。

罹患動脈硬化時，血管狹窄處的血液流通不順暢，很容易在血管壁上附著小血塊，而指尖所感到沙沙的血液流動，就是血液勉強通過狹窄的血管，而使血管壁震動的感覺。可怕的是，形成於血管壁的小血塊，可能會剝離下來被運送至腦中。

如果腦中的微血管被小血塊阻塞，會出現暈眩、失神等輕微腦中風的症狀，也許也會出現暫時性的手腳麻痺、感覺障礙、失語症等較嚴重的症狀。所以，只要一感覺到頸動脈的脈搏有異常，應迅速接受醫師診察。

肩凝痛

【肌肉疲勞、變形性脊椎症】

大多數的現代人，多少會為肩凝痛而煩惱，如果有明顯的自覺症狀，且又每天都發作，就不能以體質為由，輕率地不予理會。

的確，還沒有聽說過有人因肩凝痛而致命的，若是變成慢性化，就會長期持續這種不快的症狀，且在精神衛生上也不好，同時可能成為所謂「頭部凝痛」的原因。

反正，一整天都坐在辦公桌前工作的人，多數會有肩凝痛的問題。這是因為很少活動肌肉，血液循環不良，身體無法技巧地處理老舊廢物，結果，出現肌肉僵硬且疼痛的現象，這種發炎只要在不改善的條件下持續下去，會許久都不消失。而且，維持固定的姿勢，更強迫肌肉緊張，當然都在特定部位產生疼痛。

遇到這種狀況，首先要解放身體的緊張狀態，也就是讓肌肉有「休息的時間」。雖然捶肩、馬殺雞等方法也不錯，不過，每隔一段固定的時間，就要讓身體休息，這才是消除肩凝痛的最高明辦法。

但年紀大的人，肩凝痛的原因乃是來自變形性脊椎症。因為頸骨（頸椎）必須支撐人類的頭部重量，所以，隨著年紀的增加，負擔引致症狀的出現。

由於如此，頸椎的神經系統至肩部的凝痛是相當頑固的，不可能光靠捶肩治癒。所以，最佳的治療法，就是平日善待身體。

除此之外，常聽到有人說：「肩凝痛是否高血壓的關係？」顯見有人擔心血壓是肩凝痛的原因，不過，至目前為止，尚無法認定高血壓與肩凝痛有任何因果關係。

悸動

【不整脈、冠狀動脈硬化症】

只是爬一段樓梯，心臟就砰砰地跳個不停，或者僅是躺著看電視，突然感覺到心臟砰然一聲——將近中年的人，可能都有過一次這樣的經驗。遇到這種狀況，任誰都會擔心：「本來自以為還蠻年輕的，沒想到心臟已漸漸衰弱了！」

悸動就是本來在正常情況下，不可能感覺到的心臟跳動，以不愉快的感覺呈現出來。有關悸動的原因極多，也有各種說法，大多是不整脈所引起。其中最痛苦的，是脈搏突然加快、心跳也加速的頻脈症。

激烈運動時，也會出現頻脈狀態，使心臟跳動加速，這是為了配合運動，心臟盡最大力量將血液送至身體各處，所以不必擔心。另外，緊張時心臟也會跳個不停，這是因自律神經中，加速心臟跳動的神經（交感神經）興奮所引起，隨著緊張的消失，心跳自然恢復正常。

但是，下樓梯等不算激烈的運動，也會心跳加速時，就要注意了！因為這是心臟開始衰弱的證據，所以，應該避免劇烈的運動，及給身體帶來較重負擔的事。

此外，脈搏好似突然消失，卻又砰一聲地悸動，這叫期外收縮，即心跳和平常不同時出現。有時可能是因吸煙過多，有時是攝取過多咖啡、綠茶等含咖啡因的飲料等原因。

除悸動之外，作一點點運動就氣喘不已的情況也要注意。因為有罹患冠狀動脈硬化症或心不全等疾病的可能性，同時，心臟神經症、甲狀腺機能亢進症等病，也會出現這種症狀。

如果是偶爾發生悸動，還不必太擔心，但若是反覆發生，絕對不可掉以輕心，應找醫師接受診察，才是明智的做法。

心臟的最先端位於乳腺的外側

【心臟肥大】

如果有人誇獎：「你的心胸寬大。」那是指度量大，即為人寬宏大量，所以受人喜愛。不過，實際上心臟寬大時，問題就不可等閒視之，更不能沾沾自喜。

提到心臟變大，嚴格說來還可區分為「肥大」和「擴張」兩種。心臟肥大是指心臟的肌肉加厚的狀態，而心臟擴張，則是指心臟的內腔擴大。兩者都是因心臟長期間承受負擔所造成的心臟異常，如果這種狀態持續下去，難保會產生各種問題。

所以，為了心臟的健康著想，平日就應確認自己心臟的位置，檢查其大小。

在此向各位介紹可以自行檢查心臟位置及大小的簡易方法。

首先，站在鏡子面前仔細觀察自己的胸部。在左側乳房下一帶，有一部分的皮膚會跳動，若是眼睛看不清楚，只要輕輕用指尖觸按，很容易找到跳動的場所。這部分就是心臟的最

用手檢查心臟的大小

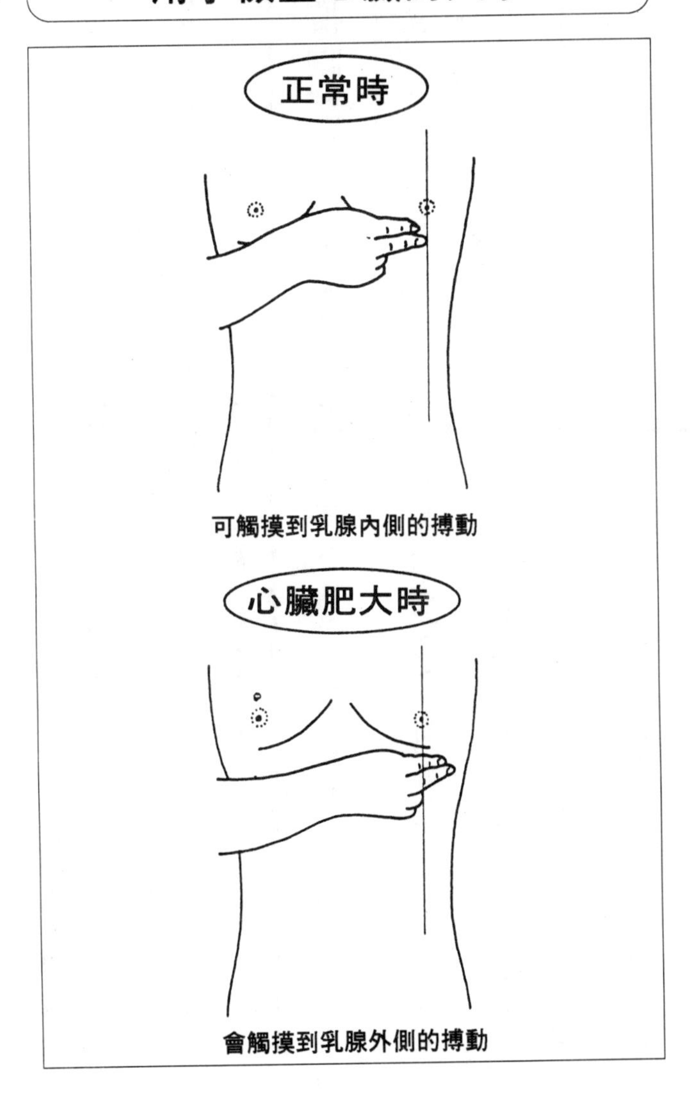

先端，稱為心尖，而跳動的狀態就稱為「心尖搏動」。由這位置可以大致了解心臟的大小。

若是心臟的尺寸正常時，心尖搏動的位置在通過左邊乳首縱線（乳腺）一公分以上的內側，可說大約在食指一指節分的內側。

如果心尖搏動的位置在左乳腺上或其外側的人，很可能是心臟過大。萬一在自我檢查時，感覺心臟較大，就算沒有其他的自覺症狀，也應趁早找醫師診察。

手按胸部時發現有多處的心跳

【心臟障礙】

我們常對不肯承認錯誤的人，或是非不明的人說：「你應該好好捫心自問一番！」其實，我也常對患者說這句話。

不過，此時我說這句話的意思是：「手按胸部，確認一下心臟有沒有異常。」如前項所提，在胸部，尤其在乳房下，可以觸摸到心跳。在檢查心臟時，用手觸摸其周邊，以確認該位置的韻律和跳動方式。

首先，將手按在胸部，如果感覺到心跳的部位不只一處，而有兩處以上，甚至到處都有時，可以認定心臟有某種障礙。

如果是正常的心臟，跳動的部位只有一處，若是跳動分散在數個部位，假設是在心臟的上方觸摸到的，很可能是由心臟伸出的肺動脈，或是大動脈瓣狹窄化所造成的異常。

此外，跳動的範圍若超過十圓硬幣的大小，也要多加注意。尺寸正常的心臟，跳動範圍應比十圓硬幣小，超過這範圍的跳動，可能是心臟肥大或擴張。

同時，以指尖觸摸跳動時，還要注意跳動的韻律和方式。若是除了咚咚的固定節奏外，還感到沙沙沙如雜音般細微的震動，那是一種危險信號。

這種沙沙沙的震動，或將之稱為「刺激」，這代表血液循環不良，或是血管出現狹窄化部位所引起的異常。所以，在感覺到這種刺激時，應懷疑其正下方是否有何問題，最安全的方法就是去看醫師。

以手按在胸口上檢查心臟的狀況，就和醫師用聽診器發現患者身上疾病的道理相同，換句話說，指尖就等於聽診器。

我們應該要有效地應用這與生俱來的聽診器，經常確認自己生命的鼓動。

用指尖輕按乳房，一面如描繪小圓圈般移動以找出凝塊

【腫瘍】

女性一進入三十歲大關，就要開始擔心乳癌，於是，臉色蒼白跑來找醫師說「好像有硬塊，不知是不是癌」的人不在少數。的確，檢查出乳房有凝塊，後來也證實是癌的病例極多，不過，一發現硬塊就談癌色變，未免言之過早。

即使是腫瘍，也未必就是惡性腫瘍，有些只是如乳腺纖維腺腫般的良性腫瘍。除此之外，在停經期容易引起的慢性乳腺症等病，也會出現硬塊。

所以，即使是發現凝塊，也不要太杞人憂天，先決條件是接受醫師的診察，找出真正的原因。不過，在癌惡化的情況下，有時乳頭會流出混血的分泌物，當此種症狀出現時，要立刻前往醫院診治。

至於凝塊的發現，有簡單又確實的方法。

第一個步驟，用指尖輕按乳房，如描繪小圓圈般移動，我稱之為「圓月殺法」，此時把要檢查的乳房側的手臂向上舉起，因為乳房的外側會因此拉緊，所以就先看外側部分。

接下來將抬高的手臂放下，這麼一來，乳房的內側就會拉緊，所以要觸摸內側的部分。假使此時感覺到有凝塊般的存在，就要注意了！

這些做法可在仰身躺下或站立時進行，但要特別注意，絕對不要捏乳房，因為常捏乳房，會造成內出血而形成血液的凝塊，豈非自己製造腫瘍？

扭轉身體或者向後仰，乳房有部分拉緊，或出現如酒窩般的凹洞

【腫瘍】

這是一位女醫師的故事。夏天，剛洗過澡，或許是因為天氣太熱，沒有馬上穿好衣服，不太經意地在家中走來走去，突然看到映在鏡中的自己的身體，這並非她對自己的身體有什麼自戀狂，而是忽然發現了乳房有點異常，雖然不大，卻有拉緊般的感覺。

於是，她站在鏡前擺出各種姿勢，發現這現象並非因身體移動形成的。

很快地，這位女醫師接受檢查，終於證實是乳癌。幸好發現得早，手術後，她比以前更活潑、更有精神。這位女醫師說：「我本身是醫師，所以一直以為自己比一般人更注意身體，這次我才知道，其實自己只是好運。平日就應該要多觀察自己的身體才對……」

由這位女醫師的例子，可以看出一般人總以為很了解自己的身體，其實並不然。就好像乳癌，平常如果多關心自己的乳房，就很容易早期發現，不過，大部分的早期發現，都不是由自己，而是由丈夫發現的。

例如，丈夫長期出差回來，久未燕好的丈夫在床上說：「妳看起來和以前不太一樣。」就是由於這樣的契機，妻子才前往醫院，及早抑止事態的嚴重。就醫師的眼光來看，這種枕邊細語是件好事，夫妻二人互相注意對方的身體，是很幸福的事，尤其發現女性的乳癌，應由丈夫多加協助才好。

當然，最重要的還是自己要注意自己的身體，有時不妨裸體站在鏡前檢查，看看左右乳房、乳頭有沒有什麼奇怪之處，同時手臂上下舉動、扭轉身體，或挺身後仰等，採取各種不同的姿勢觀察。

像這般多方移動身體時，如果乳房有類似拉緊的現象，或出現酒窩狀的凹洞，就需考慮是否腫瘍。連同前項所述一起檢查，只要感覺到有任何不妥，不要猶豫，馬上接受醫師的診察。

吸氣時胸口如針扎般刺痛

【肋間肌疲勞】

為了加班留在公司拼命工作，好不容易事情告一段落，從椅子上站起身來深吸一口氣，不料胸腔一陣刺痛——你有沒有過這樣的經驗？

遇到這種情況，有人會擔心是否自己的心臟或肺發生什麼問題，但大多數的胸痛，和臟器的障礙並無關連，而是肋間肌（肋骨與肋骨之間的肌肉）的疲勞。

最顯著的例子就是感冒。如果激烈的咳嗽，因肋間肌擴張過大，所以會感覺到胸痛。有時肋間肌的疲勞會殘留下來，即使感冒已經治癒，仍然再痛上個兩、三天。當然，這也和肺炎全然無關，不需擔心。

另外，打個強烈的噴嚏，也會傷及肋間肌而感覺到胸痛，可見打噴嚏對身體的負擔很重。

甚至有人打了個大噴嚏，結果造成了赫尼亞，所以，「哈啾」時不要用力太大，這點值得注意。

難止的打嗝

【肝病、肋膜炎】

在我們身體所出現的信號中，也有每一個人都曾經驗過的症狀，比方說打嗝就是其中之一。話雖如此，對當事人而言，這是相當傷腦筋的症狀，而且會帶來疲勞，所以，試試各種抑止的方法。

打嗝是橫隔膜受到刺激，使橫隔膜肌肉痙攣所引起的，治療方法有：突然嚇一大跳的老方法，一口氣喝幾口水，或暫時停止呼吸等多種。

也許想得出來的方法全都試過，卻仍然無法停止，這時千萬不可以認為反正只是打嗝而已，便輕視而不予理會。因為有時在打嗝的背後，隱藏著肝病、肋膜炎等疾病，所以，萬一打嗝時用盡方法也不能使其停止，最好還是跑一趟醫院。

不斷地腰部劇痛

【椎間板赫尼亞】

以前，我曾聽一位中年男性說：「如果人的年紀大了，手臂能向後長該有多好。」我覺得這話說得挺有道理的。也就是說，年紀一大，難免會腰痛，捶腰的機會也就相對增加，如果手臂能夠向後倒長，那就可以好好發揮其長處了！

腰痛可說是用兩隻腳站立的人類，命運中無可避免的疾病。因為腰是支撐上半身的起點，所以，腰部四周的肌肉，自然得承受較大的負擔，而年紀越大，肌肉越衰弱，開始感覺到疼痛，也是理所當然的。這種堪稱為老化現象之一的腰痛，早則自三十歲代後半開始，自那時起，腰就漸漸無力了！

但可怕的是，腰痛不只由這種老化現象引起。腰部前面除了很多內臟之外還有生殖器，如果內臟或生殖器發生某種異常，也會呈現出腰痛的症狀。若是擔心，應該檢查腹部有無壓痛、凝塊等，以確認內臟是否發生任何失調情況。

此外，胃、十二指腸、肝臟、子宮等的疾病，也會造成腰或背的疼痛，萬一連靜靜躺著時都會劇痛，就有癌等惡性腫瘍的可能，不可掉以輕心。

同時，腰部不斷的劇痛，也可能是椎間板赫尼亞，不過此時若安靜躺下疼痛便會緩和。

另一種常見的腰痛就是「腰部扭傷」。半彎著腰抬重物時，突然「咔」的一聲，一陣劇痛襲來，連站都站不穩，這就是「腰部扭傷」。

腰部扭傷的原因，過去一直認為是腰部椎間板赫尼亞所致，但其實這種病例相當罕見，多半是椎間板的捻挫造成。

這是由於腰椎兩側「仙棘肌」的肌肉超過伸長界限所導致，有時，甚至連肌肉或覆蓋肌肉的膜都會斷裂，十分危險。

但是，我們一般所感覺到的腰痛，大多是老化所造成，或是腹肌與背肌失去平衡才會產生。這種生理現象就算不能完全預防，但只要鍛鍊腿腰，並保持正確姿勢，就可以某程度防止，所以應多加努力。

腳抽筋

【肌肉痙攣、動脈硬化症】

不少年紀大的人常會訴苦，爲了一點點小事就弄得腳抽筋。與其說這是由於老化造成的，倒不如說是運動不足所致。

日文中的「吊」，就是指肌肉痙攣的狀態，這是平常甚少使用的肌肉，突然受到強烈的刺激，或是急劇收縮時引起的現象。此時忽然受到劇痛的襲擊，肌肉就會如硬化般僵直，動也不能動，這就是抽筋的最大特徵。

以游泳為例，相信每個人多少都有一次在游泳中，腳突然抽筋而險些淹死的經驗。游泳運動會使用全身的肌肉，因此，平常很少使用的肌肉也同樣受到刺激，因而造成抽筋的現象。

所以，在下水前沒有充分的暖身運動，難免會引發抽筋。

有時，腳抽筋會發生在睡眠時。既然沒有做什麼激烈的運動，為什麼還會抽筋呢？也許有人左思右想，就是想不出原因何在？其實，這是有充分理由。除非是睡相極差，否則，一般都以為睡覺時，身體的活動並不太多，事實上，人在睡覺時，身體的活動之大是超乎想像的，一點點移動，就會使腳部的肌肉承受很大的力量，於是引起抽筋。

但其中也有原因並非發生在肌肉上，而是因動脈硬化造成腳的抽筋。如果有人為此擔心，不如也試著檢查其他部分。

只是大部分的情況，都是由於運動不足而導致腳的抽筋，為了避免這種事態，不妨將肌肉的伸展及柔軟體操引進日常生活中。

腳部靜脈浮腫蛇行

【靜脈瘤】

近年來，年輕人的腿是越長越長了！本來日本人的腿，向來是以又粗又短的蘿蔔腿為代表，就姿態而言，怎麼也無法與筆直修長的歐美人互別苗頭，但有關腳的機能，我認為，能夠強而有力踏著大地的安定型蘿蔔腿，才是健康的證明。

在小腿肚的部位有靜脈，很多歐美人，這部位的靜脈會浮腫，扭曲呈蛇行，就是「靜脈瘤」。一般而言，日本人很少見到這種症狀，就這個角度來看，大概是因為歐美人的腿太細了吧！

因為細長的腿，血管容易受壓迫而使靜脈不通暢，於是造成靜脈瘤。那種滯流的狀態，等於阻止血液的流通，靜脈自然會漸漸曲張，最後終於形成靜脈瘤，使整個小腿肚腫起。所以，按道理來說，日本人粗而短的腿，反而少長靜脈瘤。

不過，雖說日本人少見靜脈瘤的症狀，但若因職業的關係，需要站立一整天的人，卻不能不小心。同樣是站著的工作，有的可以不停的走動，此時，肌肉會隨著腳的移動時伸時縮，等於是為靜脈按摩。

假使是一直站立不動，又沒有肌肉的按摩，血液自然會形成滯流，無法送返距離較遠的心臟。如果養成習慣後，靜脈就會漸漸膨脹，不久即形成靜脈瘤。

在靜脈瘤中，塞滿了大大小小各種血液的凝塊，在某些時候，基於某種動機，這些凝塊會破裂，隨著血液運送至肺動脈，有時甚至在肺動脈造成阻塞，形成肺栓塞症。不過，這種所謂的肺栓塞症也是以歐美人的罹患率較高，日本人甚少見到。

如果靜脈瘤長期放置不管，會使雙腳容易疲勞，有重苦感，甚至有造成肺栓塞症的可能。所以，應儘量在初期尋求對策。

下肢有靜脈瘤的人，平日可利用彈性強的襪子，壓住靜脈減少鬱滯。不過，若是靜脈瘤過於明顯，也可以利用手術予以切除，至於是否需要開刀，應先找外科醫師商量。

以拇指用力壓前脛骨會留下指印且凹痕不消

【腎臟、心臟失調、靜脈瘤】

在女性中，有不少人為了「最近感覺腿突然粗了很多，害我都不好意思穿裙子」而煩惱。但除非是體重急劇增加，否則不可能在突然之間變成蘿蔔腿。所以，大部分的情況，都只是當事人的錯覺，不然，就得懷疑是否腳部生了腫瘍。

比方像百貨公司的女店員或女服務生，一整天都得站著工作的人，血液總是很難流回心臟，於是血液滯留在腳部，當然容易造成浮腫。不過，這種浮腫是自然的生理現象，等到第二天早上，就會恢復原狀，所以完全不需要擔心。

想檢查腳部的浮腫是否有問題，只需以大拇指腹按壓前脛骨，馬上就可以了解。此時必須用力壓至有疼痛感，以數十下再放開為要訣。「前、脛、骨、有、沒、有、腫、起、來、呢」口中喃喃唸這十個字，等於數了十下，然後放開測定。

當拇指放開時，如果該部位有凹陷下去，就等於有浮腫。不過，由於前脛骨本就是柔軟的組織，只要用力按壓，多少會產生凹陷，所以，兩、三分鐘後，凹陷若恢復原狀就沒有太大疑慮。

然而若是明顯留下指印，或者凹痕久久不消，那就需要注意了！像這樣的浮腫，並非生理現象，必定是存在著某種疾病。萬一還加上全身有疲倦感，很容易勞累等症狀，就需要考慮是否腎臟或心臟有何失調，立即應接受醫師的診察。

若腳背四周有明顯的浮腫現象，表示末梢循環並不理想，也有動脈硬化惡化的可能性。

檢查腳部浮腫的另一種方法，就是在早晨及傍晚，用米達尺測量小腿肚圍，比較看看有多少差距。如果早晚的測定值，差距在一公分以上，就可認定為靜脈浮腫，也有靜脈瘤的可能。

但是，只要是站立著，血液自然會停滯在下肢，所以多少會有些浮腫，如果差距並不是太大，就不需要掛在心上了！

手或臉油脂多

【自律神經失調症】

年輕女性在揶揄中年男性時，常用腦滿腸肥等的形容詞，但不知為什麼，只要是用「油」來表現，通常代表沒什麼好感。

當然，皮膚是油性或乾性，跟體質有關，基本上並沒有任何問題，如果手突然變得油膩膩，或是鼻頭、額頭突然冒出油來，就要稍加注意。

遇到這種狀況，要再次檢查自己是否壓力過重，或是在精神方面不夠穩定，因為有可能是陷入自律神經失調的症狀中。

自律神經失調症，大多是由精神上的壓力、不安、焦躁等原因造成的，如果自律神經並未適當發揮功能，就會呈現出頭痛、肩凝痛、失眠、頭暈目眩等各種身體失調的症狀，相當麻煩，而最早告知這種徵候的，就是出現在手和臉上的油。

如果感覺嚴重的不安或緊張時，可能會出冷汗或手心冒汗，即位於手或臉上的油脂腺，也會因應心態的變化而現出敏感的反應。若是沒有任何精神上的壓力，油脂腺的功能會時而活潑、時而抑制。

相反地，皮膚如果突然變得乾燥無水分，也有自律神經失調症之虞。同時，女性常常抱怨上妝不易，此時也應考慮是否有某種精神上的痲煩，或陷入自律神經失調中。

遇到這種情況，疲勞的累積也可算是一大原因。如果疲勞累積，血液循環就會不良，所以，身體表面的水分容易不足，皮膚一乾燥，自然難以上妝。換句話說，精神壓力和疲勞可謂「肌膚的大敵」。

皮膚形成褐斑

【老人斑】

常有女性問我：「醫師，有什麼方法可以去除臉上的褐斑？」由此可見，臉上的褐斑對女性而言，是煩惱的根源。

由於褐斑是一種色素沈澱，所以，只要攝取具有漂白作用的維他命C，就可得到某程度的效果。

但很遺憾的，我不得不告訴各位，這種沈澱尚無法以最新的醫學完全治癒。也許這句話令很多人失望吧！雖說褐斑是美容的大敵，但至少不算健康的大敵，這點各位可以放心。

以前一直認為，由於肝臟不好，才會出現褐斑，所以褐斑又稱為「肝斑」。不過，如今已經解明，大部分的褐斑不但不是肝臟引起的，甚至不是任何疾病造成的。事實上，這只能說是一種老化現象。的確，嬰兒的皮膚光滑有彈性，而且完全看不到任何斑點，但年紀大的人，褐斑卻越來越多，現在則將之稱為「老人斑」。

雖說年紀大會出現褐斑，但若再加上某些條件，褐斑就更容易出現。近年來流行小麥色的皮膚，稱其為健康美的表徵，但太陽光線，尤其是紫外線，給予我們皮膚極強烈的刺激，這種刺激就是造成褐斑的最大罪魁禍首了！

因此，儘管褐斑並非任何疾病的暗示，但在仲夏的海濱，作長時間的日光浴，照射紫外線，不啻是讓自己增加褐斑，所以，曬太陽也應適可而止。

也有人因化妝品中毒而形成褐斑。遇到這種情況，首先要馬上停止使用化妝品，以免症狀惡化，然後趁早往皮膚科接受治療。

雖年輕卻易瘀血

【紫斑病、白血病】

身上出現一小塊瘀血的青紫色，總不可能有人大吵大叫，嚷著自己一定罹患某種疾病吧？不過，在完全沒有原因的情況下，身上卻有大塊的瘀血，難免會使人心生疑問。只不過年紀大的人，就算沒有撞傷的記憶，有時也會出現瘀血。

因為年紀一大，身體表面的微血管就會日漸脆弱，光是睡姿不佳，手或腳受到壓迫，就會引起內出血，這倒也不是什麼大不了的事，只是血管老化造成的，唯一的問題也不過是瘀血難散，不易復原，除此之外，並沒有擔心的必要。

此外，皮下脂肪少的人，因無法發揮脂肪的緩衝作用，所以稍微輕碰一下，也會造成瘀血，當然，這也與疾病無關。

但是五十歲以下的人，若很容易形成瘀血，就有必要懷疑是否血管太脆弱？或是血液本身有問題。因為在這種情況下進行檢查，偶爾也會發現罹患紫斑病，或白血病等血液疾病的病例。

迅速化膿

【糖尿病】

青春痘是青春的象徵，所以在青春期，臉上很容易冒出一些疙瘩。這些小小的青春痘，或許會造成美容上的煩惱，但卻從來沒有聽過因長青春痘致死的消息，所以不必擔心是一種什麼疾病。

已超過青春期的二十幾歲的人，臉上突然長青春痘或小疙瘩時，就不能當玩笑了！因為在罹患糖尿病時，這些症狀會成為危險信號出現，假使青春痘或小疙瘩不只長在臉上，連背上也出現很多，而且很快就化膿，便應稍加注意了。

當然，這不一定百分之百是糖尿病，卻不能等閒視之，所以最好前往醫院做一次檢查。如果因為怕麻煩而忽略了它，平日好不容易維護的健康檢查，等於完全沒用。

斑疹或發炎

【過敏性反應】

雖然很普遍，卻令皮膚科醫師束手無策的皮膚病，就是蕁麻疹。會出現痛癢及發疹症狀的蕁麻疹，是因為接近皮膚表面的血管擴張，產生局部性的浮腫，但其真面目為何，很可惜截至目前為止，尚未明瞭。

也有不論什麼狀況都能造成發炎的體質。例如，一被蚊子咬，皮膚就會馬上紅腫，換成一般人，或許什麼事都沒有，可是有過敏反應體質的人，最大的特徵就是迅速引起發炎。

況且，這種過敏反應所引起的發炎，若是在相同條件下反覆發生，其症狀會越來越惡化。

這種過敏反應的來源稱為「過敏原」，只要過敏原進入體內，就會形成「抗體」，下次相同的過敏原加入時，抗體就會與過敏原相結合，引起過敏反應。

所以，凡是會引起強烈過敏反應的「對象」，儘量避免對應，如果反覆好幾次相同的過敏反應，就不只是單純的皮膚反應，可能會引起全身性的障礙。像寒冷蕁麻疹，有時只要吹冷風就會長出。

暫且不談寒冷蕁麻疹，以其他的例子而言，只要改善飲食生活，或使生活習慣規則化，加上家人共同努力，調整自身的體調，應可有某程度的避免。

臉頰呈紅紫色

【心臟病、全身性紅斑症】

臉頰紅潤如蘋果般的人，看來血色頁好，給人健康的感覺。由紅顏美少年的形容，可以看出年輕而有血色的臉蛋，一般都認為是健康美。

但同樣是紅臉頰，如果加上些許紫色，問題就很嚴重了。醫師們常說：「臉就是一個人的病歷表。」在診斷中，首要重視的就是看患者的臉色。在檢查臉色後，我們可以由過去的經驗下判斷，帶紫色的紅臉頰，有不少是暗示了心臟系統的疾病。

如果是小孩子，一整年都呈現紅紫色的臉頰顏色，應懷疑是否有先天性的心臟病，所以說，乍看之下，紅蘋果般的臉頰似乎血色良好，但只要稍帶一點紫色，不但不是健康的象徵，反而是心臟病的徵兆，所以絕對不可掉以輕心。

不過，紅紫色臉頰成為心臟疾病信號的表徵，也不只限於小孩，若是大人的臉頰呈現相同的紅紫色，就應懷疑是心臟系統的疾病，尤其有可能是瓣膜症或肺病（肺性心）。因此，雖然沒有到達化妝掩飾的程度，但當自己臉色帶紫時，不無心臟或肺異常的可能。

另一種情形，也是在臉頰發生顯著的變化，那是以鼻子為中心，在兩頰出現如蝴蝶展開翅膀一般，明顯的粉紅色斑點。

這被認為是膠原病中稱為「全身性紅斑症」的疾病。全身性紅斑症是一種極為麻煩的病症，只要覺得有點異狀，應馬上接受檢查。

此外，女性在接受診察時，若有化妝，醫師便無法下正確的診斷，所以儘量在診察之前洗淨鉛華，以素臉來面對醫師。

膚色混濁

【副腎機能障礙】

如果生活不規則，或累積了過多的精神壓力，皮膚就會失去光澤與彈性，若是女性，則會變得很難上妝。此外，有時身體失調也會使肌膚有明顯的變化，因此，檢查皮膚往往能早期發現意外的疾病，並在事態尚未嚴重之前及早治療。

「皮膚變得和過去不同，相當粗糙，而且顏色也有點黑而混濁。」

碰到這種情況，應考慮是否副腎機能失調。副腎是非常重要的器官，負責與維持生命有直接關連的荷爾蒙分泌，所以，發現有關這方面障礙的時候，一定要馬上接受醫師的治療。同時，罹患此種疾病，顏色的變化會突然呈現出來，因此，只要平時多注意顏色，就很容易發現失調。

平日沒有觀察肌膚狀態習慣的人，往往會錯過這種重大的變化，再說，只要花很短的時間，就可以做好健康檢查，何不立即開始實行呢？

胸及臉上出現蜘蛛狀的斑點

【肝硬化、慢性肝炎】

如果是像希臘神話中出現的美少年阿多尼斯，或許可以另當別論，否則，男性時常對著鏡子凝視自己的影像，實在令人不敢領教。但由了解自己健康的觀點而言，也不需要每天，偶爾這麼做其實是很重要的。尤其是在感覺特別疲倦或心情散漫時，就更有必要了！

站在鏡前，觀察自己的臉部、頸部及胸部，有沒有出現如蜘蛛擴散觸角般的紅色小斑點？這種斑點稱為蜘蛛狀血管腫，只有一、兩毫米大，需要特別留心觀察。萬一找到了這樣的斑點，就表示有肝硬化、慢性肝炎等肝功能極度惡化的可能。

蜘蛛狀血管腫的最大特徵，大多發生於男性身上，其原因似乎與女性荷爾蒙的存在有關。雖然很少，但男性的體內仍有女性荷爾蒙，若是肝臟機能正常，大部分的女性荷爾蒙來到肝臟時就會被分解，所以順利時，男性的身體並不會出現女性的性徵候。

可是，當肝臟功能衰退時，體內的女性荷爾蒙就無法被分解而積存下來，結果造成男性身體的變化。女性荷爾蒙有某程度地造成血管擴張的作用，但因女性本身早已習慣這與生俱來的作用，當然不會有問題。然而，男性生來與此作用無緣，無法因應這突如其來的變化，所以有時微血管會稍微浮起。

這說明似乎稍嫌冗長了些。於是，透過這種體內的結構，顯現出如蜘蛛狀的血管腫，同時，血管的擴張也會出現在手心（參照五二頁）、臉和頸部。

女性荷爾蒙的增加，會影響胸部，造成變形，這是稱為類似女性乳房的症狀，由這名稱就可以了解，指的是男性的胸部如女性的乳房一般隆起。

對男性而言，這是令人極度困擾的變化，不過也不能徒然怨天尤人，因為症狀會不斷地惡化，甚至有生命的危險，所以，一發現蜘蛛狀血管腫，要馬上接受醫師的診察。由此可見，男性站在鏡子前自我觀賞的做法，還是有其必要性的。

黑痣變色變形

【皮膚癌】

或許是職業上的習慣，我在搭乘電車時，有觀察四周人們面貌的癖好。而使我一再感到吃驚的，是人的臉上竟然會有那麼多的黑痣。

幾乎可以說，每個人臉上的某個部位，一定會有黑痣，有些較多的，信手數來就超過十個。光是臉上就有那麼多的痣，那麼，全身上下會有多少呢？真是難以想像，也許幾十個，甚至超過一百個呢！

簡單的說，黑痣是因黑色素增殖形成的，但其本身與疾病並無直接關連。當然，偶爾也會發生黑痣轉化為惡性腫瘍的病例。

如果只是普通的痣，倒也不必擔心，但萬一黑痣逐漸變大，或是顏色和過去不太相同，甚至連形狀都有所改變時，一定要多加注意，因為這種情況有可能已開始變化為惡性腫瘍了！

我服務的醫院中，有位醫師說了如下的事件。有一次，一位心肌梗塞的患者來到醫院，醫師讓他脫得只剩下條內褲，好做徹底的全身檢查，結果，在這位患者的內股發現了變色的黑痣，於是馬上委託皮膚科檢驗，發現那確實是皮膚癌。

當然，這位患者因及早開刀切除，所以保住了一條老命。實際上，這樣的病例不勝枚舉，希望各位在入浴時，能為黑痣做個全身檢查。

此外，腳底的黑痣惡性化的可能極高，要特別注意。有人喜歡用手指玩弄黑痣，但強烈的刺激恐怕會造成惡性化，應儘量避免。

發現疾病的檢查重點

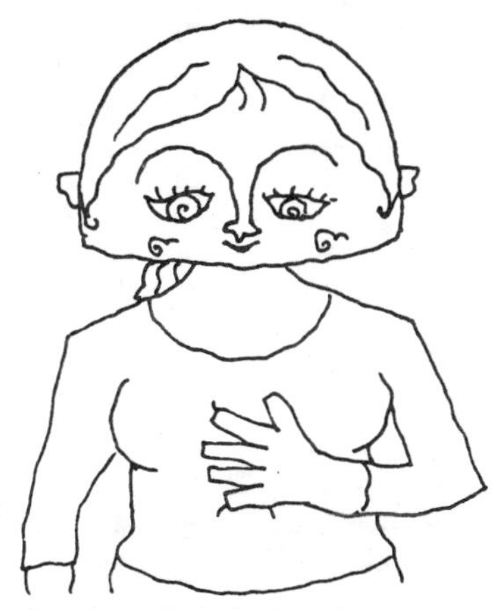

手按心窩，如果有多處跳動的部位，則有可能是心臟障礙

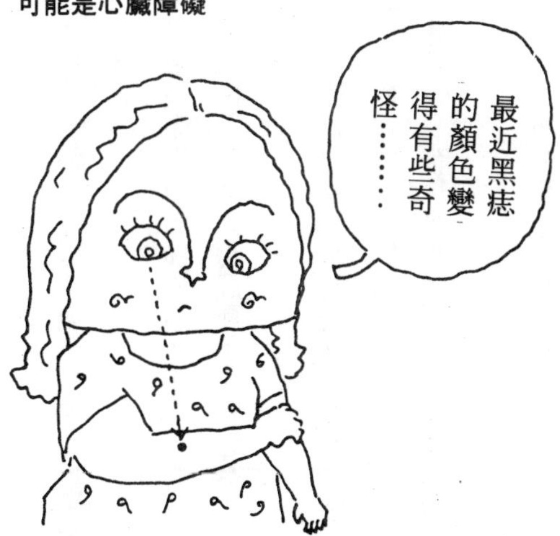

黑痣變色或變形，有可能是皮膚癌

起立性暈眩

【腦貧血、低血壓、高血壓】

最近，有小學生訴苦道，出外遠足時，在郊野奔跑、走路、站起、坐下，如此反覆數次後，竟然出現起立性暈眩的症狀。

在我們那個時代，稍有一點這種毛病的孩子，都會被視為體質虛弱者，不過，由這句話我赫然發現，如今全日本都已陷入體質虛弱化的時代，孩子的體力每況愈下，實在令人憂心忡忡。

所謂起立性暈眩，就是在站起來時感覺頭暈目眩，難以站穩，是屬於腦貧血的一種。談到腦貧血，似乎很容易與一般貧血混為一談，但兩者其實有所差別的。如果要重新在此為二者下定義，簡單的說，腦貧血是循環於腦中的血液量減少，而貧血則是血液中的血紅素量減少了。

至於，起立性暈眩，也就是腦貧血的原因是什麼呢？首先舉出的就是貧血。

在貧血中最多的，要數血液中鐵分不足所引起的缺鐵性貧血。缺鐵性貧血的人，需要以鐵劑或鐵分多的食物等，積極補充鐵分。

低血壓的人，也有起立性暈眩的傾向，這是因為在站起身來的瞬間，血液多流向下半身，送往腦部的血液量嚴重不足，於是引起暈眩。

高血壓的人，有時會因一點點體位的變換，就使得血壓發生極大的變化，隨著血壓的變化，運行至腦部的血液量也產生變化。所以，如果運行至腦部的血液量突然減少，即使是高血壓的人，也會覺得頭暈。尤其是高血壓患者服用降壓劑，會呈現暫時的低血壓狀態，當然容易引起起立性暈眩。

除此之外，起立性暈眩也可能是身體某處出血造成的。例如，痔瘡或月經過多，以致有相當量的出血，就會出現起立性暈眩的現象。如果起立性暈眩頻繁發生時，可能在腦脊髓的某部位出現障礙，應找醫師檢查。

還有因激烈運動引起的起立性暈眩。若是激烈磨耗肌肉，鐵分會排出體外，形成缺鐵性貧血，此時的預防方法，可以攝取含鐵分多的動物性蛋白質，不過，直接服用鐵劑，效果較爲迅速。

無外傷的淋巴節腫

【惡性淋巴腫】

在我們的身體中，血管有如網目般遍佈，淋巴管也不遜於血管，分佈在身體的各處，其中流動著被稱為淋巴的液體，這種淋巴液擔任了運送營養和老舊廢物等的重要角色。

一旦病原菌侵入體內，淋巴液會連此一起運送，如此一來，淋巴管集合部位的淋巴節就會受到感染，於是造成「腫」。

淋巴節也同樣遍佈體內，尤其是耳朵前後、下巴、頸部四周、腋下、大腿根部等的淋巴節，自己都能碰觸到，所以應謹記檢查重點。或許很多人都知道受傷時淋巴節也會腫起。

如果沒有任何外傷，卻看得到淋巴節，同時碰觸又有硬塊感時，就是體內發生異變的證據。尤其按壓時是否疼痛感，將成為判斷的最大線索。

在淋巴節異變中，症狀最多的是該部位不但發紅，且用手碰觸時會發燙，按壓也有疼痛感。那時，若抓腫起的部分時會移動，有可能引起化膿性發炎。

相反地，腫起的淋巴節很難以指尖捏住，而且一動也不動，同樣需要注意。

因為這可能是幾個淋巴節互相粘住，並且和四周的組織癒合在一起。

另外，若是碰觸時一點也不痛，就有淋巴節疾病中最麻煩的惡性淋巴腫之虞。

惡性腫瘍（癌）轉移而來的淋巴節浮腫亦不可輕忽。如果鎖骨上的淋巴節腫，恐怕是內臟癌的蔓延，而且，淋巴節若如拇指頭般大小，不管痛或不痛，都需要小心。

因此，檢查淋巴節時，雖有凝塊卻不痛，應迅速找醫師診察；即使是無痛的發炎，放置不管絕不會痊癒，還是請示醫師較爲明智。

出汗過多

【甲狀腺機能亢進症、自律神經失調症】

有一次，一位運動教練告訴我，只要聞汗味，就可以了解該選手的自我管理狀態。

由醫師的立場看來，「汗」正是健康的表徵。如果有人突然流很多汗，大多不是一種好現象。

其實可能有各種原因，但首先考慮的最大原因，就是精神上的壓力。

例如，即使是健康的身體，但在極度緊張的情況下，手心還是會冒汗，想必這是每個人都會有過的經驗。由此可見，精神狀態與流汗有密切的關係。

接著，考慮的原因就是體力的激烈消耗，也就是當自律神經的平衡崩潰時，才會大量流汗。還有另一種可能，就是甲狀腺機能亢進。這種疾病是因新陳代謝過於活潑，所以特別容易流汗。當然，這不是單純的一般性流汗，如果置之不理，將會加重心臟的負擔，所以不得不加以注意。若是甲狀腺機能亢進症，可看到喉節周邊腫起，一旦發現這種現象，應馬上找醫師診察。

足以和甲狀腺機能亢進症相提並論的，就是自律神經失調症。此一神經系統，具有調節汗腺的功能，因此，一旦調節失當，就會出現容易流汗的症狀，其特徵只在上半身或臉部等局部性的出汗。

這種傾向因人而異，但有時某些健康的人也可以看得出來，不過，自律神經失調症的患者，會以更強調的型態表現。這些很容易大量出汗的人，體內水分自然會相對的減少，所以，最重要的就是要補充水分。若是水分失去過多，卻又沒有適時補充，很容易罹患熱射病，萬一事態繼續惡化，會因水分不足造成血液濃縮，最後引起腦中風。

所以，容易出汗的人，除了要接受醫師的診察及治療之外，自己也要多攝取足夠的水分。

大展出版社有限公司	圖書目錄
地址：台北市北投區11204 致遠一路二段12巷1號 郵撥：0166955～1	電話：(02) 8236031 8236033 傳眞：(02) 8272069

・法律專欄連載・電腦編號 58

台大法學院 法律學系／策劃
法律服務社／編著

①別讓您的權利睡著了[1]	200元
②別讓您的權利睡著了[2]	200元

・秘傳占卜系列・電腦編號 14

①手相術	淺野八郞著	150元
②人相術	淺野八郞著	150元
③西洋占星術	淺野八郞著	150元
④中國神奇占卜	淺野八郞著	150元
⑤夢判斷	淺野八郞著	150元
⑥前世、來世占卜	淺野八郞著	150元
⑦法國式血型學	淺野八郞著	150元
⑧靈感、符咒學	淺野八郞著	150元
⑨紙牌占卜學	淺野八郞著	150元
⑩ＥＳＰ超能力占卜	淺野八郞著	150元
⑪猶太數的秘術	淺野八郞著	150元
⑫新心理測驗	淺野八郞著	150元

・趣味心理講座・電腦編號 15

①性格測驗１	探索男與女	淺野八郞著	140元
②性格測驗２	透視人心奧秘	淺野八郞著	140元
③性格測驗３	發現陌生的自己	淺野八郞著	140元
④性格測驗４	發現你的真面目	淺野八郞著	140元
⑤性格測驗５	讓你們吃驚	淺野八郞著	140元
⑥性格測驗６	洞穿心理盲點	淺野八郞著	140元
⑦性格測驗７	探索對方心理	淺野八郞著	140元
⑧性格測驗８	由吃認識自己	淺野八郞著	140元
⑨性格測驗９	戀愛知多少	淺野八郞著	140元

⑩性格測驗10	由裝扮瞭解人心	淺野八郎著	140元
⑪性格測驗11	敲開內心玄機	淺野八郎著	140元
⑫性格測驗12	透視你的未來	淺野八郎著	140元
⑬血型與你的一生		淺野八郎著	140元
⑭趣味推理遊戲		淺野八郎著	140元

•婦幼天地•電腦編號16

①八萬人減肥成果	黃靜香譯	150元
②三分鐘減肥體操	楊鴻儒譯	150元
③窈窕淑女美髮秘訣	柯素娥譯	130元
④使妳更迷人	成　玉譯	130元
⑤女性的更年期	官舒妍編譯	160元
⑥胎內育兒法	李玉瓊編譯	120元
⑦早產兒袋鼠式護理	唐岱蘭譯	200元
⑧初次懷孕與生產	婦幼天地編譯組	180元
⑨初次育兒12個月	婦幼天地編譯組	180元
⑩斷乳食與幼兒食	婦幼天地編譯組	180元
⑪培養幼兒能力與性向	婦幼天地編譯組	180元
⑫培養幼兒創造力的玩具與遊戲	婦幼天地編譯組	180元
⑬幼兒的症狀與疾病	婦幼天地編譯組	180元
⑭腿部苗條健美法	婦幼天地編譯組	150元
⑮女性腰痛別忽視	婦幼天地編譯組	150元
⑯舒展身心體操術	李玉瓊編譯	130元
⑰三分鐘臉部體操	趙薇妮著	120元
⑱生動的笑容表情術	趙薇妮著	120元
⑲心曠神怡減肥法	川津祐介著	130元
⑳內衣使妳更美麗	陳玄茹譯	130元
㉑瑜伽美姿美容	黃靜香編著	150元
㉒高雅女性裝扮學	陳珮玲譯	180元
㉓蠶糞肌膚美顏法	坂梨秀子著	160元
㉔認識妳的身體	李玉瓊譯	160元
㉕產後恢復苗條體態	居理安・芙萊喬著	200元
㉖正確護髮美容法	山崎伊久江著	180元

•青春天地•電腦編號17

①A血型與星座	柯素娥編譯	120元
②B血型與星座	柯素娥編譯	120元
③O血型與星座	柯素娥編譯	120元
④AB血型與星座	柯素娥編譯	120元

⑤青春期性教室　呂貴嵐編譯　130元
⑥事半功倍讀書法　王毅希編譯　130元
⑦難解數學破題　宋釗宜編譯　130元
⑧速算解題技巧　宋釗宜編譯　130元
⑨小論文寫作秘訣　林顯茂編譯　120元
⑪中學生野外遊戲　熊谷康編著　120元
⑫恐怖極短篇　柯素娥編譯　130元
⑬恐怖夜話　小毛驢編譯　130元
⑭恐怖幽默短篇　小毛驢編譯　120元
⑮黑色幽默短篇　小毛驢編譯　120元
⑯靈異怪談　小毛驢編譯　130元
⑰錯覺遊戲　小毛驢編譯　130元
⑱整人遊戲　小毛驢編譯　120元
⑲有趣的超常識　柯素娥編譯　130元
⑳哦！原來如此　林慶旺編譯　130元
㉑趣味競賽100種　劉名揚編譯　120元
㉒數學謎題入門　宋釗宜編譯　150元
㉓數學謎題解析　宋釗宜編譯　150元
㉔透視男女心理　林慶旺編譯　120元
㉕少女情懷的自白　李桂蘭編譯　120元
㉖由兄弟姊妹看命運　李玉瓊編譯　130元
㉗趣味的科學魔術　林慶旺編譯　150元
㉘趣味的心理實驗室　李燕玲編譯　150元
㉙愛與性心理測驗　小毛驢編譯　130元
㉚刑案推理解謎　小毛驢編譯　130元
㉛偵探常識推理　小毛驢編譯　130元
㉜偵探常識解謎　小毛驢編譯　130元
㉝偵探推理遊戲　小毛驢編譯　130元
㉞趣味的超魔術　廖玉山編著　150元
㉟趣味的珍奇發明　柯素娥編著　150元

・健 康 天 地・電腦編號 18

①壓力的預防與治療　柯素娥編譯　130元
②超科學氣的魔力　柯素娥編譯　130元
③尿療法治病的神奇　中尾良一著　130元
④鐵證如山的尿療法奇蹟　廖玉山譯　120元
⑤一日斷食健康法　葉慈容編譯　120元
⑥胃部強健法　陳炳崑譯　120元
⑦癌症早期檢查法　廖松濤譯　130元
⑧老人痴呆症防止法　柯素娥編譯　130元

⑨松葉汁健康飲料	陳麗芬編譯	130元
⑩揉肚臍健康法	永井秋夫著	150元
⑪過勞死、猝死的預防	卓秀貞編譯	130元
⑫高血壓治療與飲食	藤山順豐著	150元
⑬老人看護指南	柯素娥編譯	150元
⑭美容外科淺談	楊啟宏著	150元
⑮美容外科新境界	楊啟宏著	150元
⑯鹽是天然的醫生	西英司郎著	140元
⑰年輕十歲不是夢	梁瑞麟譯	200元
⑱茶料理治百病	桑野和民著	180元
⑲綠茶治病寶典	桑野和民著	150元
⑳杜仲茶養顏減肥法	西田博著	150元
㉑蜂膠驚人療效	瀨長良三郎著	150元
㉒蜂膠治百病	瀨長良三郎著	150元
㉓醫藥與生活	鄭炳全著	160元
㉔鈣聖經	落合敏著	180元
㉕大蒜聖經	木下繁太郎著	160元

・實用女性學講座・電腦編號 19

①解讀女性內心世界	島田一男著	150元
②塑造成熟的女性	島田一男著	150元

・校 園 系 列・電腦編號 20

①讀書集中術	多湖輝著	150元
②應考的訣竅	多湖輝著	150元
③輕鬆讀書贏得聯考	多湖輝著	150元
④讀書記憶秘訣	多湖輝著	150元
⑤視力恢復！超速讀術	江錦雲譯	160元

・實用心理學講座・電腦編號 21

①拆穿欺騙伎倆	多湖輝著	140元
②創造好構想	多湖輝著	140元
③面對面心理術	多湖輝著	140元
④偽裝心理術	多湖輝著	140元
⑤透視人性弱點	多湖輝著	140元
⑥自我表現術	多湖輝著	150元
⑦不可思議的人性心理	多湖輝著	150元
⑧催眠術入門	多湖輝著	150元

⑨責罵部屬的藝術　多湖輝著　150元
⑩精神力　多湖輝著　150元
⑪厚黑說服術　多湖輝著　150元
⑫集中力　多湖輝著　150元
⑬構想力　多湖輝著　150元
⑭深層心理術　多湖輝著　160元
⑮深層語言術　多湖輝著　160元
⑯深層說服術　多湖輝著　180元

•超現實心理講座•電腦編號22

①超意識覺醒法　詹蔚芬編譯　130元
②護摩秘法與人生　劉名揚編譯　130元
③秘法！超級仙術入門　陸　明譯　150元
④給地球人的訊息　柯素娥編著　150元
⑤密教的神通力　劉名揚編著　130元
⑥神秘奇妙的世界　平川陽一著　180元

•養 生 保 健•電腦編號23

①醫療養生氣功　黃孝寛著　250元
②中國氣功圖譜　余功保著　230元
③少林醫療氣功精粹　井玉蘭著　250元
④龍形實用氣功　吳大才等著　220元
⑤魚戲增視強身氣功　宮　嬰著　220元
⑥嚴新氣功　前新培金著　250元
⑦道家玄牝氣功　張　章著　200元
⑧仙家秘傳袪病功　李遠國著　160元
⑨少林十大健身功　秦慶豐著　180元
⑩中國自控氣功　張明武著　220元

•社會人智囊•電腦編號24

①糾紛談判術　清水增三著　160元
②創造關鍵術　淺野八郎　150元
③觀人術　淺野八郎　180元

•精 選 系 列•電腦編號25

①毛澤東與鄧小平　渡邊利夫等著　280元

・心靈雅集・電腦編號00

①禪言佛語看人生	松濤弘道著	180元
②禪密教的奧秘	葉逯謙譯	120元
③觀音大法力	田口日勝著	120元
④觀音法力的大功德	田口日勝著	120元
⑤達摩禪106智慧	劉華亭編譯	150元
⑥有趣的佛教研究	葉逯謙編譯	120元
⑦夢的開運法	蕭京凌譯	130元
⑧禪學智慧	柯素娥編譯	130元
⑨女性佛教入門	許俐萍譯	110元
⑩佛像小百科	心靈雅集編譯組	130元
⑪佛教小百科趣談	心靈雅集編譯組	120元
⑫佛教小百科漫談	心靈雅集編譯組	150元
⑬佛教知識小百科	心靈雅集編譯組	150元
⑭佛學名言智慧	松濤弘道著	220元
⑮釋迦名言智慧	松濤弘道著	180元
⑯活人禪	平田精耕著	120元
⑰坐禪入門	柯素娥編譯	120元
⑱現代禪悟	柯素娥編譯	130元
⑲道元禪師語錄	心靈雅集編譯組	130元
⑳佛學經典指南	心靈雅集編譯組	130元
㉑何謂「生」　阿含經	心靈雅集編譯組	150元
㉒一切皆空　般若心經	心靈雅集編譯組	150元
㉓超越迷惘　法句經	心靈雅集編譯組	130元
㉔開拓宇宙觀　華嚴經	心靈雅集編譯組	130元
㉕真實之道　法華經	心靈雅集編譯組	130元
㉖自由自在　涅槃經	心靈雅集編譯組	130元
㉗沈默的教示　維摩經	心靈雅集編譯組	150元
㉘開通心眼　佛語佛戒	心靈雅集編譯組	130元
㉙揭秘寶庫　密教經典	心靈雅集編譯組	130元
㉚坐禪與養生	廖松濤譯	110元
㉛釋尊十戒	柯素娥編譯	120元
㉜佛法與神通	劉欣如編著	120元
㉝悟（正法眼藏的世界）	柯素娥編譯	120元
㉞只管打坐	劉欣如編譯	120元
㉟喬答摩・佛陀傳	劉欣如編著	120元
㊱唐玄奘留學記	劉欣如編譯	120元
㊲佛教的人生觀	劉欣如編譯	110元
㊳無門關（上卷）	心靈雅集編譯組	150元

㊴無門關（下卷）	心靈雅集編譯組	150元
㊵業的思想	劉欣如編著	130元
㊶佛法難學嗎	劉欣如著	140元
㊷佛法實用嗎	劉欣如著	140元
㊸佛法殊勝嗎	劉欣如著	140元
㊹因果報應法則	李常傳編	140元
㊺佛教醫學的奧秘	劉欣如編著	150元
㊻紅塵絕唱	海　若著	130元
㊼佛教生活風情	洪丕謨、姜玉珍著	220元
㊽行住坐臥有佛法	劉欣如著	160元
㊾起心動念是佛法	劉欣如著	160元

・經 營 管 理・電腦編號01

◎創新經營管理六十六大計（精）	蔡弘文編	780元
①如何獲取生意情報	蘇燕謀譯	110元
②經濟常識問答	蘇燕謀譯	130元
③股票致富68秘訣	簡文祥譯	100元
④台灣商戰風雲錄	陳中雄著	120元
⑤推銷大王秘錄	原一平著	100元
⑥新創意・賺大錢	王家成譯	90元
⑦工廠管理新手法	琪　輝著	120元
⑧奇蹟推銷術	蘇燕謀譯	100元
⑨經營參謀	柯順隆譯	120元
⑩美國實業24小時	柯順隆譯	80元
⑪撼動人心的推銷法	原一平著	150元
⑫高竿經營法	蔡弘文編	120元
⑬如何掌握顧客	柯順隆譯	150元
⑭一等一賺錢策略	蔡弘文編	120元
⑯成功經營妙方	鐘文訓著	120元
⑰一流的管理	蔡弘文編	150元
⑱外國人看中韓經濟	劉華亭譯	150元
⑲企業不良幹部群相	琪輝編著	120元
⑳突破商場人際學	林振輝編著	90元
㉑無中生有術	琪輝編著	140元
㉒如何使女人打開錢包	林振輝編著	100元
㉓操縱上司術	邑井操著	90元
㉔小公司經營策略	王嘉誠著	100元
㉕成功的會議技巧	鐘文訓編譯	100元
㉖新時代老闆學	黃柏松編著	100元
㉗如何創造商場智囊團	林振輝編譯	150元

㉘十分鐘推銷術	林振輝編譯	120元
㉙五分鐘育才	黃柏松編譯	100元
㉚成功商場戰術	陸明編譯	100元
㉛商場談話技巧	劉華亭編譯	120元
㉜企業帝王學	鐘文訓譯	90元
㉝自我經濟學	廖松濤編譯	100元
㉞一流的經營	陶田生編著	120元
㉟女性職員管理術	王昭國編譯	120元
㊱ＩＢＭ的人事管理	鐘文訓編譯	150元
㊲現代電腦常識	王昭國編譯	150元
㊳電腦管理的危機	鐘文訓編譯	120元
㊴如何發揮廣告效果	王昭國編譯	150元
㊵最新管理技巧	王昭國編譯	150元
㊶一流推銷術	廖松濤編譯	150元
㊷包裝與促銷技巧	王昭國編譯	130元
㊸企業王國指揮塔	松下幸之助著	120元
㊹企業精銳兵團	松下幸之助著	120元
㊺企業人事管理	松下幸之助著	100元
㊻華僑經商致富術	廖松濤編譯	130元
㊼豐田式銷售技巧	廖松濤編譯	120元
㊽如何掌握銷售技巧	王昭國編著	130元
㊿洞燭機先的經營	鐘文訓編譯	150元
52新世紀的服務業	鐘文訓編譯	100元
53成功的領導者	廖松濤編譯	120元
54女推銷員成功術	李玉瓊編譯	130元
55ＩＢＭ人才培育術	鐘文訓編譯	100元
56企業人自我突破法	黃琪輝編著	150元
58財富開發術	蔡弘文編著	130元
59成功的店舖設計	鐘文訓編著	150元
61企管回春法	蔡弘文編著	130元
62小企業經營指南	鐘文訓編譯	100元
63商場致勝名言	鐘文訓編譯	150元
64迎接商業新時代	廖松濤編譯	100元
66新手股票投資入門	何朝乾　編	180元
67上揚股與下跌股	何朝乾編譯	180元
68股票速成學	何朝乾編譯	180元
69理財與股票投資策略	黃俊豪編著	180元
70黃金投資策略	黃俊豪編著	180元
71厚黑管理學	廖松濤編譯	180元
72股市致勝格言	呂梅莎編譯	180元
73透視西武集團	林谷燁編譯	150元

⑯巡迴行銷術	陳蒼杰譯	150元
⑰推銷的魔術	王嘉誠譯	120元
⑱60秒指導部屬	周蓮芬編譯	150元
⑲精鋭女推銷員特訓	李玉瓊編譯	130元
⑳企劃、提案、報告圖表的技巧	鄭 汶 譯	180元
㉑海外不動產投資	許達守編譯	150元
㉒八百件的世界策略	李玉瓊譯	150元
㉓服務業品質管理	吳宜芬譯	180元
㉔零庫存銷售	黃東謙編譯	150元
㉕三分鐘推銷管理	劉名揚編譯	150元
㉖推銷大王奮鬥史	原一平著	150元
㉗豐田汽車的生產管理	林谷燁編譯	150元

・成功寶庫・電腦編號02

①上班族交際術	江森滋著	100元
②拍馬屁訣竅	廖玉山編譯	110元
④聽話的藝術	歐陽輝編譯	110元
⑨求職轉業成功術	陳 義編著	110元
⑩上班族禮儀	廖玉山編著	120元
⑪接近心理學	李玉瓊編著	100元
⑫創造自信的新人生	廖松濤編著	120元
⑭上班族如何出人頭地	廖松濤編著	100元
⑮神奇瞬間瞑想法	廖松濤編譯	100元
⑯人生成功之鑰	楊意苓編著	150元
⑱潛在心理術	多湖輝 著	100元
⑲給企業人的諍言	鐘文訓編著	120元
⑳企業家自律訓練法	陳 義編譯	100元
㉑上班族妖怪學	廖松濤編著	100元
㉒猶太人縱橫世界的奇蹟	孟佑政編著	110元
㉓訪問推銷術	黃静香編著	130元
㉕你是上班族中強者	嚴思圖編著	100元
㉖向失敗挑戰	黃静香編著	100元
㉙機智應對術	李玉瓊編著	130元
㉚成功頓悟100則	蕭京凌編譯	130元
㉛掌握好運100則	蕭京凌編譯	110元
㉜知性幽默	李玉瓊編譯	130元
㉝熟記對方絕招	黃静香編譯	100元
㉞男性成功秘訣	陳蒼杰編譯	130元
㊱業務員成功秘方	李玉瓊編著	120元
㊲察言觀色的技巧	劉華亭編著	130元

㊳一流領導力	施義彥編譯	120元
㊴一流說服力	李玉瓊編著	130元
㊵30秒鐘推銷術	廖松濤編譯	150元
㊶猶太成功商法	周蓮芬編譯	120元
㊷尖端時代行銷策略	陳蒼杰編著	100元
㊸顧客管理學	廖松濤編著	100元
㊹如何使對方說Yes	程　羲編著	150元
㊺如何提高工作效率	劉華亭編著	150元
㊼上班族口才學	楊鴻儒譯	120元
㊽上班族新鮮人須知	程　羲編著	120元
㊾如何左右逢源	程　羲編著	130元
㊿語言的心理戰	多湖輝著	130元
51扣人心弦演說術	劉名揚編著	120元
53如何增進記憶力、集中力	廖松濤譯	130元
55性惡企業管理學	陳蒼杰譯	130元
56自我啟發200招	楊鴻儒編著	150元
57做個傑出女職員	劉名揚編著	130元
58靈活的集團營運術	楊鴻儒編著	120元
60個案研究活用法	楊鴻儒編著	130元
61企業教育訓練遊戲	楊鴻儒編著	120元
62管理者的智慧	程　義編譯	130元
63做個佼佼管理者	馬筱莉編譯	130元
64智慧型說話技巧	沈永嘉編譯	130元
66活用佛學於經營	松濤弘道著	150元
67活用禪學於企業	柯素娥編譯	130元
68詭辯的智慧	沈永嘉編譯	150元
69幽默詭辯術	廖玉山編譯	150元
70拿破崙智慧箴言	柯素娥編譯	130元
71自我培育・超越	蕭京凌編譯	150元
73深層語言術	多湖輝著	130元
74時間即一切	沈永嘉編譯	130元
75自我脫胎換骨	柯素娥譯	150元
76贏在起跑點—人才培育鐵則	楊鴻儒編譯	150元
77做一枚活棋	李玉瓊編譯	130元
78面試成功戰略	柯素娥編譯	130元
79自我介紹與社交禮儀	柯素娥編譯	150元
80說NO的技巧	廖玉山編譯	130元
81瞬間攻破心防法	廖玉山編譯	120元
82改變一生的名言	李玉瓊編譯	130元
83性格性向創前程	楊鴻儒編譯	130元
84訪問行銷新竅門	廖玉山編譯	150元

㊇無所不達的推銷話術	李玉瓊編譯	150元

・處世智慧・電腦編號03

①如何改變你自己	陸明編譯	120元
②人性心理陷阱	多湖輝著	90元
④幽默說話術	林振輝編譯	120元
⑤讀書36計	黃柏松編譯	120元
⑥靈感成功術	譚繼山編譯	80元
⑧扭轉一生的五分鐘	黃柏松編譯	100元
⑨知人、知面、知其心	林振輝譯	110元
⑩現代人的詭計	林振輝譯	100元
⑫如何利用你的時間	蘇遠謀譯	80元
⑬口才必勝術	黃柏松編譯	120元
⑭女性的智慧	譚繼山編譯	90元
⑮如何突破孤獨	張文志編譯	80元
⑯人生的體驗	陸明編譯	80元
⑰微笑社交術	張芳明譯	90元
⑱幽默吹牛術	金子登著	90元
⑲攻心說服術	多湖輝著	100元
⑳當機立斷	陸明編譯	70元
㉑勝利者的戰略	宋恩臨編譯	80元
㉒如何交朋友	安紀芳編著	70元
㉓鬥智奇謀（諸葛孔明兵法）	陳炳崑著	70元
㉔慧心良言	亦　奇著	80元
㉕名家慧語	蔡逸鴻主編	90元
㉗稱霸者啟示金言	黃柏松編譯	90元
㉘如何發揮你的潛能	陸明編譯	90元
㉙女人身態語言學	李常傳譯	130元
㉚摸透女人心	張文志譯	90元
㉛現代戀愛秘訣	王家成譯	70元
㉜給女人的悄悄話	妮倩編譯	90元
㉞如何開拓快樂人生	陸明編譯	90元
㉟驚人時間活用法	鐘文訓譯	80元
㊱成功的捷徑	鐘文訓譯	70元
㊲幽默逗笑術	林振輝著	120元
㊳活用血型讀書法	陳炳崑譯	80元
㊴心　燈	葉于模著	100元
㊵當心受騙	林顯茂譯	90元
㊶心・體・命運	蘇燕謀譯	70元
㊷如何使頭腦更敏銳	陸明編譯	70元

國立中央圖書館出版品預行編目資料

居家自我健康檢查／石川恭三著；沈永嘉譯
——初版——臺北市；大展，民84
面；　公分——（健康天地；26）
譯自：家庭ごごきる人間ドック
ISBN 957-557-530-X（平裝）

1. 醫學 - 雜錄

410.7　　84007012

原　書　名：家庭ごごきる人間ドック
原出版社：株式会社ごま書房（Japan）
原著作者：©Kyozō Ishikawa 1993
版權代理：宏儒企業有限公司

ISBN 957-557-530-X

居家自我健康檢查

原 著 者／石川恭三
編 譯 者／沈 永 嘉
發 行 人／蔡 森 明
出 版 者／大展出版社有限公司
社　　址／台北市北投區（石牌）致遠一路二段12巷1號
電　　話／(02) 8236031・8236033
傳　　眞／(02) 8272069
郵政劃撥／0166955－1
登 記 證／局版臺業字第2171號
承 印 者／高星企業有限公司
裝　　訂／日新裝訂所
排 版 者／千賓電腦打字有限公司
電　　話／（02）8836052
初　　版／1995年（民84年）8月
定　　價／160元

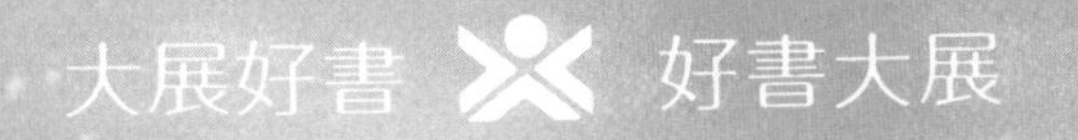
大展好書 好書大展

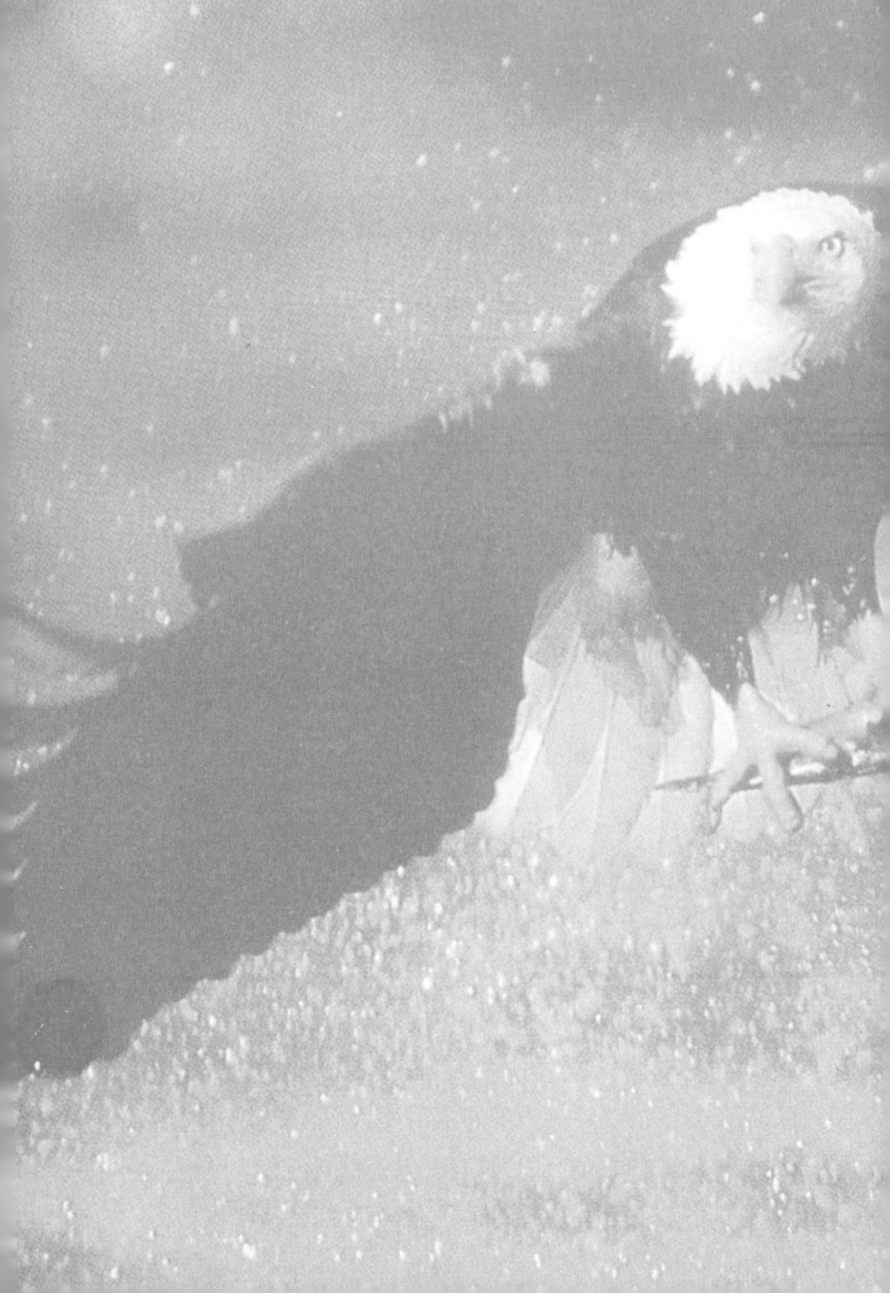